HYGIÈNE
DES DOULEURS

Poissy. — Typ. S. Lejay et Cie.

HYGIÈNE
DES DOULEURS

LES NERFS

ET LEUR CURIEUSE INFLUENCE SUR LE PHYSIQUE
ET LE MORAL

NÉVROTHÉRAPIE

LES SENS

MÉCANISME DE LEURS FONCTIONS

ANOMALIES. — EXALTATION. — HALLUCINATIONS

PERVERSIONS SENSORIELLES

CAS RARES

HYGIÈNE DES SENS

PAR A. DEBAY

DEUXIÈME ÉDITION

PARIS

E. DENTU, ÉDITEUR

LIBRAIRE DE LA SOCIÉTÉ DES GENS DE LETTRES

PALAIS-ROYAL, 15, 17 ET 19, GALERIE D'ORLÉANS

1877

POURQUOI HYGIÈNE DES DOULEURS ?

Beaucoup de lecteurs, en voyant ce titre, auront cette pensée : — Le mot *Hygiène* signifie *conservation de la santé;* l'accoler au mot *douleur* signifierait *conservation des douleurs*, ce qui serait un étrange précepte , attendu qu'il n'est personne qui n'emploie tous les moyens, qui ne fasse tout ce qu'il est possible de faire pour guérir ses douleurs. — L'observation est juste ; c'est aussi la pensée de l'auteur; en voici l'explication.

Une longue expérience, corroborée par des faits nombreux, ont acquis à l'auteur la conviction que les douleurs rhumatismales et névralgiques, faisant invasion de trente à quarante ans, sont incurables, hormis quelques rares exceptions. Tout porte à croire que ces douleurs restent comme identifiées aux organes et ne les quittent plus. Cela ne veut point dire que les sujets atteints de goutte, de rhumatisme, ou de né-

vralgie doivent continuellement souffrir. Les douleurs, après chaque atteinte, diminuent, s'affaiblissent et disparaissent, mais non pas sans
retour... Le convalescent se croit débarrassé,
guéri : **Déception!.....** Les tissus affectés semblent avoir repris leur état naturel et fonctionnent
comme avant. Toute gêne a disparu; il ne reste
aucune trace du mal ; et cependant la douleur
n'est pas anéantie; elle subsiste à l'état latent;
elle couve dans la profondeur des tissus et n'attend, pour se réveiller, qu'une occasion favorable.
Sous l'influence de plusieurs causes, dont les
plus fréquentes sont les vicissitudes atmosphériques, les excès et abus en tous genres, les mêmes douleurs reparaissent, se développent peu à
peu, grandissent et arrivent au degré d'intensité
qu'elles avaient atteint à leur première invasion.

Puisque l'expérience démontre tous les jours
que les douleurs nerveuses ont établi leur domicile dans nos organes pour ne plus les quitter, la
raison conseille de ne pas les attaquer brusquement, de ne point user de moyens violents, surtout de ne point les *droguer*, ce qui est la pire
chose ; il est au contraire urgent de les traiter
avec douceur, de les ménager, de les entourer de
soins éclairés, assidus; d'écarter d'elles tout ce
qui pourrait les irriter ; enfin, si l'on peut s'ex-
primer ainsi, de les traiter comme un ennemi

qu'on ne peut vaincre ni chasser. Il faut, en un mot, employer tous les moyens propres à les calmer, à les endormir et à mettre obstacle à leur réveil. Voilà pourquoi ce titre : **Hygiène des douleurs.**

OBJET ET BUT DE L'OUVRAGE

Lorsque nous voyons un automate exécuter divers mouvements de station et de progression, à l'instar d'une personne vivante, nous sommes d'abord saisis d'admiration; puis, la curiosité nous pousse à chercher, à connaître les ressorts cachés qui font mouvoir cet ingénieux mécanisme. Alors, notre admiration s'accroît en raison de la savante disposition des rouages et des difficultés vaincues.

Combien notre curiosité et notre admiration seront plus vivement stimulées si nous entrons dans le domaine de la mécanique humaine ; car, dans ce merveilleux domaine tout est prodiges, tout est de nature à exalter nos facultés physiques et morales. Devant la description anatomique des mille et mille pièces qui composent un corps humain ; devant les organes innombrables, les uns visibles, les autres microscopiques, ayant tous une fonction qui leur est propre et concourant tous au même but : la **vie** ! l'étonnement, l'admiration font place à un sentiment de profonde vénération, et l'on est forcé de reconnaître que l'homme est la preuve évidente, irréfragable d'une puissance créatrice.

Notre tâche, en publiant ce petit ouvrage, a été :

1° De donner au lecteur une idée nette, quoique incomplète, des importantes fonctions du système nerveux ;

2° La description physiologique des appareils sensoriels, suivie de sérieuses observations sur l'exaltation, la faiblesse et les diverses névroses des organes des sens, ainsi que les moyens médico-hygiéniques à leur opposer ;

3° De lui démontrer qu'il n'y a rien de surnaturel dans la nature ; mais, que tout. y est merveilleux, depuis l'organisation la plus simple : l'**infusoire**, jusqu'à l'organisation la plus complexe : l'**homme**. Tout est incompréhensible, si l'on cherche à remonter aux causes premières qu'il ne nous est point donné de connaître ;

4° D'exposer les meilleurs traitements propres à combattre les maladies nerveuses ; de formuler quelques conseils hygiéniques et d'indiquer les moyens prophylactiques pour prévenir ces tristes maladies, que la civilisation rend, chaque jour, plus nombreuses et plus difficiles à extirper.

Dans un précédent ouvrage : l'**Hygiène des plaisirs**, nous avons traité, mais très-légèrement, la question des sens ; le sujet nous y obligeait, puisque la plus grande somme de nos plaisirs nous arrive des sens. Dans le présent ouvrage, la même question est traitée, mais à fond ; peut-être même nous reprochera-t-on l'emploi trop fréquent de termes scientifiques ; notre excuse est qu'il était impossible de faire autrement. Du reste, le lecteur s'habituera peu à peu à cette terminologie, qu'il ne sera pas fâché de connaître et, plus tard, de s'en servir, quand l'occasion se présentera.

Avant d'entreprendre la lecture de cet opuscule, il est de toute nécessité de posséder quelques notions sur le système nerveux du corps humain.

Parmi les organes qui composent notre admirable machine, le système nerveux occupe le premier rang, comme le plus important. C'est lui qui donne le mouvement ; c'est lui qui est, en quelque sorte, le moteur de la vie.

Coupez les nerfs qui se ramifient dans un organe, vous enlevez le mouvement à cet organe et le frappez de paralysie.

Les malaises, les faiblesses, les douleurs, depuis la plus légère jusqu'à la plus aiguë, proviennent directement des cordons nerveux; endormez le nerf, la douleur s'éteint aussitôt.

Nous allons esquisser à grands traits les principales branches et ramifications de l'arbre nerveux, persuadé que ce petit aperçu sera profitable au lecteur dans mainte circonstance de la vie.

HYGIÈNE
DES DOULEURS

CHAPITRE PREMIER

Composition du corps humain.

Le corps humain est composé de divers organes dont les fonctions convergent au même but : **La vie**. Chaque organe fonctionne séparément, mais sa fonction se trouve plus ou moins liée à la fonction d'un organe voisin ; d'où résultent les sympathies d'organes parfaitement démontrées par les faits.

Chaque organe possède son appareil nerveux, véritable moteur de la fonction. Si, par une cause qui, le plus souvent, reste cachée, ce moteur imprime à l'organe une impulsion ou trop forte ou trop faible, l'équilibre est détruit, la fonction ne marche plus normalement, la santé s'altère, la maladie est imminente !... L'unique remède alors est de rétablir l'équilibre entre l'agent moteur et l'organe qui lui obéit.

SECTION I

DES NERFS. — LEUR COMPOSITION. — LEURS PROPRIÉTÉS
DISTINCTES.

Les nerfs sont formés de tubes microscopiques remplis d'une moelle nerveuse. On a donné le nom d'*axe-cérébro-spinal* à l'endroit où ils naissent, c'est-à-dire dans la cavité du crâne et dans le canal spinal ou vertébral.

Le nerf se compose de plusieurs tubes accolés les uns aux autres et réunis par une enveloppe nommée *névrilème*; les tubes nerveux se continuent dans la moelle épinière, dont ils forment la substance blanche; ils remontent ensuite au cerveau, et s'épanouissent dans la substance grise, puis redescendent dans le canal vertébral pour faire partie de la même paire de nerfs d'où ils étaient sortis. Cependant, quelques anatomistes ont démontré que plusieurs tubes nerveux ne remontaient pas au cerveau; après avoir marché dans la substance grise de la moelle, ils revenaient se confondre avec les autres tubes : on les a dénommés *fibres transversales* de la moelle.

Lorsque, dans le courant de cet ouvrage, nous emploierons le mot fibre nerveuse, il ne faudra pas oublier que ce mot remplace strictement le mot tube nerveux.

Le cerveau et la moelle spinale sont composés de deux substances, l'une blanche et l'autre grise.

La substance blanche est formée par les tubes conducteurs de la sensibilité et des mouvements volontaires.

La substance grise, formée par un amas de corpuscules nerveux, est le centre de l'innervation ; c'est en elle que les conducteurs *centripètes* se transforment en conducteurs *centrifuges*.

On distingue dans le système nerveux deux sortes de nerfs : les uns président à la sensibilité, et les autres aux mouvements. Les fibres nerveuses conductrices des sensations et les fibres conductrices des mouvements organiques, sont groupées isolément à l'endroit où les nerfs se détachent de la moelle. Une série d'expériences concluantes a désormais prouvé que ces deux genres de nerfs jouissent de propriétés tout à fait distinctes.

La moelle contenue dans le canal vertébral est composée de deux couches : l'une antérieure, l'autre postérieure. Les racines des nerfs sortant de la couche antérieure sont affectées aux *mouvements*, tandis que la *sensibilité* est dévolue aux racines postérieures.

SECTION II

ÉNUMÉRATION ET DIVISION DES PRINCIPAUX NERFS DU CORPS HUMAIN.

Toute personne sait qu'elle a des nerfs ; mais ce que le plus grand nombre ignore, c'est que les nerfs de leur corps sont de deux sortes et ont deux fonctions différentes.

Les *nerfs* provenant de la *moelle épinière* sont à la fois *sensitifs* et *moteurs*, c'est-à-dire possèdent la double fonction d'imprimer le mouvement aux muscles et de leur donner la sensibilité.

Les *nerfs* provenant du *cerveau* sont spécialement affectés aux sens et à la vie intellectuelle.

Les nerfs ont été soumis par les physiologistes à deux grandes divisions :

1º Les nerfs **rachidiens** qui se détachent du centre nerveux contenu dans le canal rachidien ou vertébral ;

2º les nerfs **craniens** qui se détachent du centre nerveux, autrement dit du cerveau, contenu dans la boîte cranienne.

Les nerfs *rachidiens* ou *vertébraux* sont au nombre de trente-et-une paires :

Huit nommées *cervicales*, au cou ;

Douze *dorsales*, au dos ;

Cinq *lombaires*, aux lombes ; et six *sacrées* dans l'os appelé *sacrum*.

Ces trente-et-une paire de nerfs se détachent de la moelle vertébrale, par deux ordres de racines, les unes *antérieures*, les autres *postérieures*.

Leur sortie du canal vertébral a lieu par des trous creusés dans les vertèbres. A leur sortie de ces trous, ils se divisent en deux branches terminales, composées des nerfs *sensitifs* et des nerfs *moteurs* ; le nom de nerfs *mixtes* leur a été donné à cause de la double fonction qu'ils exercent. La contraction des muscles du tronc et des membres dépend des nerfs rachidiens, qui donnent aussi la sensibilité aux muscles et à la peau.

Les nerfs *craniens* sont au nombre de douze paires ; ils naissent en divers points du cerveau et sortent de la boîte osseuse du crâne, par autant de trous pratiqués à sa base.

1° — *Les nerfs olfactifs,*
2° — *Nerfs optiques,*
3° — *Nerfs moteurs oculaires communs,*
4° — *Nerfs pathétiques,*
5° — *Nerfs tri-jumeaux,*
6° — *Nerfs moteurs oculaires externes,*
7° — *Nerfs faciaux,*
8° — *Nerfs auditifs.*
9° — *Nerfs Glosso-pharyngiens,*
10° — *Nerfs Pneuno-gastriques,*
11° — *Nerfs Spinaux,*
12° — *Nerfs Hypoglosses.*

Enfin, le nerf **Grand-Sympathique** complète le système nerveux de l'être humain. A l'exception de tous les autres nerfs, qui sont par paires, le grand-sympathique naît seul sur plusieurs points de la moelle épinière, marche seul, ne reçoit aucun filet des autres nerfs et leur envoie au contraire de nombreux rameaux. Il forme à lui seul un système nerveux, une chaîne ganglionnaire à part ; et c'est parce qu'il communique, par ses nombreuses ramifications à tous les nerfs du corps qu'on lui a donné le nom de *Grand-Sympathique.* Voilà aussi pourquoi tous les autres nerfs du corps souffrent plus ou moins, lorsque le grand-sympathique est malade.

Plexus solaire. — En rayonnant, comme un soleil, depuis l'épigastre jusqu'à l'ombilic, ce plexus forme un vaste réseau dû à la réunion de ganglions et de rameaux appartenant aux deux grands nerfs *pneumo-gastrique* et *grand-sympathique*; il est la source de tous les plexus intestinaux; il envoie des filets à la colonne vertébrale, à l'aorte, à l'estomac, au foie, au diaphragme et au pancréas. Un des caractères remarquables du plexus solaire, c'est de transmettre à l'individu les impressions et irritations qu'il éprouve, par ses communications avec les nerfs de la moelle épinière et du cerveau.

La région épigastrique aussi nommée *centre phrénique*, est par ce fait une des parties du corps les plus sensibles, et qui attire à elle le plus de sympathies.

La division du système nerveux, du célèbre Bichat, en nerfs de la *vie organique*, présidant à la nutrition, et en nerfs de la *vie animale*, présidant aux fonctions de relation, n'est plus admise, depuis que de récentes découvertes ont démontré nettement l'unité du système nerveux entier.

Les intelligents travaux du physiologiste Bell ébranlèrent la doctrine de Bichat, en démontrant que les nerfs sortant de la moelle épinière étaient la vraie source de la sensibilité et du mouvement. Ces travaux repris par d'éminents physiologistes, Magendie, Valentin, Müller et Longet, ont confirmé, à la suite d'une série d'expériences convaincantes, les faits avancés par le savant anglais ; on sait donc aujourd'hui que la *sensibilité* vient directement des *racines postérieures des nerfs de la moelle épinière*, et que le *mouvement* vient directement des *racines antérieures*. En voici la preuve :

Les racines antérieures de la moelle épinière étant mises à nu, sur un animal vivant, sont pincées, irritées, brûlées même, sans que l'animal donne le plus léger signe de sensibilité; il reste indifférent, sous le rapport de la douleur; mais le membre dans lequel se distribuent les branches nerveuses faisant suite aux racines antérieures, éprouve immédiatement des mouvements convulsifs ; les autres parties du corps conservent leur repos.

La même expérience étant pratiquée sur les racines postérieures des nerfs de la moelle épinière, au premier contact irritant l'animal accuse aussitôt une vive douleur, par ses cris, ses mouvements nerveux et sa grande agitation.

Les nerfs de la moelle épinière se composent donc de deux branches ou filets, l'un pour la sensibilité, l'autre pour les mouvements ; ces deux branches ou filets se réunissent, à leur sortie de la moelle épinière, s'accolent et semblent ne plus former qu'un tronc. Mais ce tronc, après un trajet plus ou moins long dans les tissus, se divise en branches, se ramifie pour se distribuer aux diverses parties du corps. Au moment de leur distribution finale, les filets nerveux d'ordre différent se séparent de nouveau : les filets qui président à la sensibilité pénètrent dans les organes, tandis que les filets qui président aux mouvements se distribuent et s'enfoncent dans les muscles. Nous ferons observer néanmoins, que le système musculaire ne reçoit pas exclusivement que des branches nerveuses affectées aux mouvements, il reçoit aussi des filets de l'ordre sensitif. Les muscles, comme on le sait, ne sont point insensibles; seulement ils possèdent beaucoup moins de sensibilité que les organes et tissus riches en filets nerveux sensitifs, telle que la peau par exemple (1).

Le nom de *nerfs mixtes* a été donné aux cordons nerveux formés par la réunion des racines antérieures et des racines postérieures de la moelle épinière; ces cordons possèdent à la fois les éléments des mouvements et de la sensibilité,

---

(1) Les muscles de la locomotion se contractant sous l'empire de la volonté ont été nommés muscles des *mouvements volontaires* ou muscles *de la vie animale*, d'après Bichat. Les muscles dont l'action est indépendante de la volonté : intestins, cœur, utérus, diaphragme, etc., sont appelés muscles des *mouvements involontaires*, ou avec Bichat, muscles *de la vie organique*.

Cette distinction a été l'objet de fréquentes attaques parce qu'il existe plusieurs muscles qui sont alternativement volontaires et involontaires. Ainsi, les muscles de la poitrine et du ventre agissent involontairement pendant le sommeil et sont soumis à la volonté pendant la veille. Néanmoins, nous pensons avec le judicieux physiologiste Bécard, que ces diverses distinctions substituées à celles de Bichat sont loin d'être rigoureuses, et elles ont le défaut d'être beaucoup moins claires et moins compréhensibles pour les gens du monde.

et les conservent jusqu'à l'endroit où les racines antérieures se séparent des postérieures.

Dans le cerveau, les branches provenant de la moelle épinière traversent les renflements connus sous les noms de protubérance annulaire, tubercule, quadri-jumeaux, corps striés, couches optiques, et viennent s'épanouir dans les deux hémisphères cérébraux. Les filets nerveux des mouvements et de la sensibilité sont ici plus étroitement liés les uns aux autres. De nombreuses expériences sur les animaux vivants ont donné la preuve que la partie la plus considérable de la masse cérébrale reste insensible aux excitations extérieures ; mais cette masse possède des propriétés analogues à celles qui sont dévolues aux nerfs des sens.

En dernière analyse, tout porte à croire que les filets nerveux qui composent les nerfs moteurs, les nerfs sensitifs et les nerfs mixtes, ne s'élèvent pas aux couches supérieures de l'organe cérébral, mais qu'ils se tiennent à sa base, situation beaucoup plus favorable à l'exercice de leurs fonctions.

SECTION III

SPÉCIALITÉ DES PROPRIÉTÉS NERVEUSES.

D'après le savant physiologiste Flourens, les nerfs possèdent trois propriétés bien distinctes : *l'excitabilité*, la *sensibilité*, *l'intelligence* :

1° Exciter la fibre musculaire et la faire contracter,

2° Recevoir et transmettre les impressions;

3° Percevoir et vouloir.

L'*excitabilité* réside dans le faisceau antérieur de la moelle épinière, et dans les nerfs sortant des racines de ce faisceau.

La *sensibilité* existe dans le faisceau postérieur de la moelle épinière et dans les nerfs provenant de ce faisceau.

L'*intelligence* réside exclusivement dans les parties du cerveau nommées hémisphères cérébraux.

Il y a dans l'organisme humain trois sphères d'action nerveuse;

1° La sphère d'action de l'enveloppe cutanée (la peau) qui réunit les appareils de la sensation, de la respiration, de l'absorption et de l'exhalation.

2° La sphère d'action du grand-sympathique qui comprend les appareils de la digestion, de la nutrition et de la génération.

3° La sphère d'action du centre cérébro-rachidien qui réunit les appareils de l'instinct, du mouvement et du sentiment.

SECTION IV

TRANSMISSION DES IMPRESSIONS SENSITIVES ET TRANSMISSION DE L'EXCITATION MOTRICE.

Nous avons déjà dit qu'il existait trois sortes de nerfs : 1° les *nerfs sensitifs,* 2° les *nerfs moteurs,*

3° les *nerfs mixtes* qui contiennent à la fois les fibres sensitives et les fibres motrices.

Il existe dans les nerfs deux courants, l'un qui marche de la périphérie au centre (courant centripète), l'autre du centre à la périphérie (courant centrifuge). Exemple : Si l'on touche du doigt un charbon incandescent, on éprouve aussitôt la sensation de brûlure. Ce phénomène si simple, en apparence, exige cependant une explication que ne pourrait donner une personne étrangère à la physiologie du système nerveux ; cette explication la voici :

L'impression de brûlure reçue au doigt, remonte jusqu'au cerveau où elle est perçue ; puis le cerveau réagit et les muscles se contractent sous l'influence de l'excitation motrice. Ces deux courants nerveux ont lieu instantanément.

La preuve évidente que les choses se passent ainsi, c'est qu'il suffit de couper les cordons nerveux conducteurs de l'excitation et de la sensation pour que le phénomène n'ait point lieu.— Les deux courants nerveux étant interceptés par la section du nerf, la sensation de brûlure n'est point perçue.

SECTION V

UN MOT SUR L'ACTION RÉFLEXE DES NERFS.

Lorsqu'une impression chemine sur les cordons nerveux *sensitifs* vers le cerveau ou vers la moelle, et quand cette même impression se réfléchit, par un *courant centrifuge*, sur les cordons nerveux *moteurs*, sans que l'homme en ait conscience, le système nerveux opère une *action réflexe*.

L'action réflexe est très-fréquente; on peut généralement lui attribuer tous les mouvements involontaires. Pour ne donner qu'un exemple entre mille, nous dirons que le clignement périodique des paupières ayant pour but d'étaler les larmes sur le globe de l'œil, afin d'y entretenir l'humidité nécessaire, est dû à l'action réflexe. En effet, l'impression est, ici, le contact de l'air qui tend incessamment à dessécher la membrane conjonctive de l'œil, et qui détermine le mouvement involontaire de contraction du muscle orbiculaire des paupières.

Voilà ce qu'on entend par action réflexe des nerfs; il est inutile d'en entretenir plus longtemps le lecteur.

Les courtes descriptions et considérations sur le système nerveux contenues dans ce chapitre, suffiront sans doute, aux gens du monde, pour les mettre à même de lire avec fruit cet ouvrage.

CHAPITRE II

Les sens.

Si l'on considère attentivement l'homme, en état de santé, il est facile de reconnaître combien la nature a été prodigue à son égard, en multipliant, dans son organisation, les éléments de plaisir et de bonheur. En effet, ses sens, dont la somme est beaucoup supérieure aux sens des animaux, sont pour lui une source intarissable de jouissance svariées, mais aussi de douleurs... Et, pour compléter l'ensemble harmonieux de son être privilégié, la nature, en plus des attrayantes qualités de la forme, l'a doté d'un cerveau qui lui donne le premier rang parmi les êtres animés. Le cerveau! organe merveilleux où viennent aboutir toutes les sensations, et dont le mystérieux travail enfante la **pensée**!...

Les travaux non interrompus de plusieurs générations de physiologistes éminents, ont démontré péremptoirement le mécanisme des fonctions de tous les organes et appareils d'organes du corps humain.

Le scalpel de l'anatomiste a mis à nu les nerfs sensoriels, à leur naissance, dans les circonvolutions du cerveau; il les a suivis depuis leur point de départ jusqu'à leur épanouissement dans les divers organes qui constituent les sens.

Le physiologiste a ensuite expérimenté que les impressions produites sur les appareils des sens, remontaient, par les mêmes cordons nerveux, au cerveau où les sensations étaient perçues. Il a pénétré et débrouillé tous ces secrets de la nature vivante : mais, ce qu'il n'a pu découvrir et ce qu'il ne découvrira jamais, c'est le point du cerveau ou s'élabore la pensée!... Là doivent s'arrêter les efforts de l'homme; car, il ne lui est pas donné de connaître l'essence des choses. Et, toutes les fois qu'il cherchera à sortir de la sphère de son organisation, pour s'élancer dans le domaine des chimères, les spéculations de son esprit seront vaines et stériles.

SECTION I

Physiologie des sens.

NERFS OLFACTIFS. — SENS DE L'ODORAT.

Notons ici, avant de commencer la physiologie (1) des sens, que plus un appareil nerveux sen-

---

1) Le mot physiologie dont nous nous servons ici, n'est, à strictement parler, qu'une description abrégée du système nerveux des sens, et le résumé succinct des fonctions sensorielles.

soriel est développé, plus sa fonction est parfaite.

Au contraire, moins cet appareil est développé et plus sa fonction est incomplète.

D'où résultent deux opposés : *excès* et *défaut*.

Dans le premier cas, le sens est d'une délicatesse excessive ;

Dans le second cas, il languit et reste comme frappé d'inertie.

Les nerfs olfactifs ont leur origine dans la pulpe du cerveau ; ils sortent de la boîte osseuse du crâne, pour aller se distribuer en ramifications nombreuses sur la membrane muqueuse qui tapisse l'intérieur des fosses nasales. C'est dans cette membrane *nervo-muqueuse* que l'odorat a son siége proprement dit. L'intérieur des fosses nasales offre des saillies et des enfoncements nommés, par les anatomistes, cornets supérieurs, moyens et inférieurs. Les animaux, tels que le chien, par exemple, qui ont l'odorat plus développé que l'homme, présentent une surface olfactive plus étendue.

La libre circulation de l'air dans les fosses nasales est de toute nécessité pour que les molécules odorantes impressionnent la membrane olfactive. C'est pendant l'inspiration que la sensation des odeurs a lieu ; lorsqu'une odeur nous plaît, nous multiplions nos mouvements d'inspiration, pour ne rien perdre du plaisir que cette sensation nous procure.

Le coryza ou rhume de cerveau intercepte la libre circulation de l'air dans les fosses nasales, et fait perdre momentanément la faculté d'odorer. — En général, toutes les affections qui portent atteinte à l'intégrité du canal nasal, tels que les polypes et autres végétations; les rétrécissements, dégénérescences de la membrane muqueuse, etc., nuisent à la fonction olfactive et peuvent causer la perte de l'odorat. C'est pourquoi on ne doit jamais négliger les soins hygiéniques et de propreté que réclame cet organe.

Le sens de l'odorat ne fonctionnerait point, s'il n'était stimulé par le contact des molécules odorantes; en l'absence de toute odeur, il reste en repos. On pourrait comparer ce sens au repos, à la pendule, toute montée, qui n'attend plus que l'impulsion pour aller; aussitôt que son balancier est mis en mouvement, elle marche. De même, aussitôt que la molécule odorante a frappé la membrane olfactive, l'odorat fonctionne.

SECTION II

§ 1.

Des odeurs en général.

La question des odeurs se lie naturellement à la question de l'odorat; or, nous ne saurions la passer sous silence; mais nous la traiterons rapidement ici, renvoyant le lecteur à notre ouvrage sur **les Parfums de la toilette** où la question des odeurs simples et composées a reçu tous les développements qu'elle comporte.

§ 2.

*Classification des odeurs au point de vue de l'hygiène
du système nerveux.*

La classification que nous proposons s'éloigne
complétement de toutes les classifications données
par les auteurs qui ont écrit sur cette matière ; elle
n'est ni botanique, ni chimique ; mais nous la
croyons en rapport avec le but que nous nous
sommes proposé d'atteindre. On pourrait la dé-
nommer : **Classification hygiénique des odeurs.**
Elle comprend cinq groupes seulement.

Odeurs suaves :	Ces odeurs sont fort agréables ; mais enivrantes, écœurantes et souvent lypothimiques, c'est-à-dire, occasionnant des faiblesses et l'évanouissement.
Odeurs fétides :	Elles sont nauséeuses, repoussantes et peuvent occasionner une infection pulmonaire. .
Odeurs aromatiques :	Elles sont toniques, stimulantes, vivifiantes , anti-syncopales et toujours salutaires.
Odeurs persistantes :	Elles peuvent plaire un instant ; mais leur ténacité, leur persistance finissent par les rendre désagréables et même céphalalgiques.
Odeurs suffocantes :	Ces odeurs, généralement désagréables, peuvent donner lieu à des désordres organiques et porter de graves atteintes à la santé.

La qualification de ces groupes d'odeurs n'est point absolue, attendu que l'action, plus ou moins énergique, des odeurs sur l'économie humaine, est toujours subordonnée à l'impressionnabilité nerveuse des individus.

SECTION III

ACTION DES ODEURS SUR L'ÉCONOMIE HUMAINE. — MOYENS DE COMBATTRE LEURS PRINCIPAUX EFFETS.

Les **odeurs suaves** sont fort agréables à l'odorat; mais elles sont traîtresses; car, plus on les respire avec avidité et plus l'effet en est dangereux. Elles provoquent des maux de tête, de l'oppression, des éblouissements, un malaise général, et, si leur action est prolongée, la circulation pulmonaire se ralentit, des défaillances surviennent, il y a imminence d'asphyxie!.. C'est en raison de ces accidents qu'on doit être sobre du plaisir que procurent les odeurs suaves.

On m'objectera que les Lévantins et les Asiatiques font un usage abusif des odeurs; c'est vrai. Les femmes de ces contrées ne sauraient se passer d'odeurs; elles vivent dans une atmosphère parfumée. Mais, dès le bas âge, ces femmes sont habituées aux suaves odeurs, et, comme on le sait, l'habitude est une seconde nature, qui émousse les effets nuisibles des odeurs pénétrantes; c'est pourquoi les accidents de ce genre sont rares dans ces climats. Les nerfs délicats de nos dames françaises ne pourraient supporter la vingtième partie des parfums ou odeurs qu'absorbent journellement les femmes d'Orient.

Le moyen le plus simple et le plus naturel de combattre les désordres organiques causés par les odeurs suaves, sont le grand air, l'air pur, vivifiant, qui donne au poumon la quantité d'oxygène nécessaire à l'entretien de la vie. Quelques frictions sur les tempes et le creux de l'estomac, avec un linge imbibé d'eau vinaigrée, produisent de bons effets. Lorsque l'indisposition causée par les odeurs est légère, ces moyens suffisent; mais si elle se prolongeait, si l'évanouissement ou le mal de tête persistait, il serait prudent d'appeler un médecin.

Les **odeurs aromatiques** , particulièrement celles qu'exhalent les plantes vertes, sont nervines et bienfaisantes : la sauge, la lavande, le thym, l'hysope, le basilic, etc., n'ont jamais causé d'accidents ; on peut les odorer sans crainte. Plusieurs botanistes et des chimistes ont expérimenté que la présence de ces plantes vertes et fraîches dans un appartement, loin de vicier l'air, l'assainissait au contraire, en absorbant une partie de l'acide carbonique produit par l'expiration pulmonaire des personnes, et en y versant de l'oxigène ou air vital.

C'est pour ce fait, démontré par l'expérience, que les Orientaux placent dans leur chambre à coucher des pots de plantes vertes odorantes à l'exclusion des fleurs.

Les **odeurs fétides**, soit animales soit végétales sont toujours malfaisantes ; elles deviennent dangereuses lorsqu'elles proviennent de matières en putréfaction. Ainsi, les odeurs d'œufs pourris, de viandes putréfiées, de végétaux et particulièrement de choux en décomposition ; des marais à demi-desséchés, contenant des matières animales également en décomposition ; des fosses d'aisances, etc., sont très-dangereuses lorsqu'on les respire long-temps. Le gaz hydrogène sulfuré, certains végétaux ou fleurs, tels que le *pied-de-veau*, le chenopodium et quelques autres, sont aussi très-nuisibles ; leurs odeurs infectes peuvent causer de graves accidents aux personnes délicates et nerveuses.

La médecine emploie quelquefois certaines plantes à odeur repoussante, telles que la valeriane, l'assa-fetida, le stercus diaboli, etc., comme moyen perturbateur, contre les névroses rebelles à tous les traitements connus; mais les exemples suivis de succès sont fort rares et incomplets.

Quoi qu'il en soit, l'instinct de la conservation nous porte à fuir les odeurs fétides comme pernicieuses et à nous boucher la nez, lorsque les circonstances ne nous permettent pas de nous soustraire à leur action délétère.

Les **odeurs fugaces**, ainsi nommées parce qu'il est très-difficile de les extraire des plantes, et de les fixer à l'état d'essences. Pour obtenir un gramme d'essence de jasmin, il faut agir sur cent kilogrammes de ces fleurs !... C'est pourquoi on ne trouve point ces huiles essentielles dans le commerce.

Les odeurs fugaces appartiennent à la classe des fleurs suaves telles que la tubéreuse, la jonquille, le narcisse, le lys, le jasmin, la jacinthe, le nard indien, etc. Leur effet sur l'organisme humain est le même que ceux des odeurs suaves. C'est pour cette raison que nous ne faisons que mentionner ces odeurs sans en faire un groupe à part (1).

Les **odeurs persistantes** proviennent, en général, de substances animales telles que le musc, le castoréum, etc.; de plantes vertes telles que le thym, la lavande, le carvi, etc. ; et aussi de produits distillés, tels que les huiles essentielles.

Les odeurs animales sont d'une persistance très-remarquable : l'odeur d'un grain de musc se communique à tout le linge enfermé dans une armoire et dure des années entières. Après la lessive même, on reconnaît au linge cette odeur.

Certaines résines et un grand nombre de plantes donnent, par la trituration et l'infusion, des odeurs très-prononcées qui persistent pendant un temps fort long.

Les produits distillés, tels que les eaux de senteur, les huiles essentielles extraites des fleurs et des plantes vertes aromatiques, sont d'une persistance dont la durée est relative à leur principe chimique. Le camphre et quelques autres produits

(1) Voyez pour plus de détails notre ouvrage sur les *parfums et les fleurs*.

offrent également une persistance en rapport avec leur pureté.

Ces odeurs ne sont nuisibles qu'autant qu'on en abuse; alors elles donnent lieu à des maux de tête, à des malaises qui se dissipent ordinairement par l'inspiration d'un air frais et pur, aidée de quelques lotions d'eau froide sur le front et les tempes.

Les odeurs suffocantes naissent, en général, des substances fermentées, décomposées ou travaillées pour les arts et autres usages. Les gaz acide carbonique et sulfureux, les émanations des fosses, des eaux croupies contenant des matières putrides; enfin toutes les exhalaisons méphitiques, n'importe leur source, peuvent être rangées dans ce groupe.

Ces odeurs sont toujours dangereuses; selon leur nature, leur violence et la durée de leur action, elles occasionnent des vertiges, des défaillances, des suffocations, et quelquefois la mort!...

Les gaz acide carbonique et oxyde de carbone sont essentiellement léthifère, c'est-à-dire mortels. Chaque année et tous les jours ils font de nombreuses victimes. — Les unes au moyen d'un réchaud de charbon allumé, dans une chambre privée d'air, ont demandé à l'asphyxie la fin de leurs maux ou de leurs folies. — Les autres, plus à plaindre, ont trouvé, dans des cuves, où la vendange nouvelle était en pleine fermentation, une mort due à leur imprévoyance.

L'asphyxie étant un accident des plus graves,

exige la présence immédiate d'un médecin; quelques minutes de retard peuvent compromettre la vie de l'individu.

Les premiers soins à donner, en attendant l'arrivée du médecin, sont : d'abord l'exposition de l'asphyxié au grand air, le déshabiller, le frictionner fortement sur la région du cœur et de l'estomac, lui jeter, à plusieurs reprises, sur le visage, un verre d'eau très-froide; opérer des titillations dans les narines et sur la luette, s'il est possible, afin de le faire éternuer ou tousser, enfin lui donner un lavement irritant avec quelques gouttes d'ammoniaque liquide dans l'eau du remède. Renouveler les frictions et les affusions d'eau froide. La respiration renaît et, avec elle, les mouvements du cœur, la circulation se rétablissent, l'individu pousse un profond soupir... il est sauvé !...

SECTION IV

DES ABERRATIONS DU SENS DE L'ODORAT

Nous avons dit, plus haut, que les sens pouvaient offrir deux états extrêmes :

L'*exaltation nerveuse* ou excès de la fonction sensorielle; — l'*atrophie nerveuse* ou défaut de cette fonction.

Dans le premier cas, la fonction sensorielle arrive à un degré de délicatesse presque incroyable;

Dans le second cas, cette fonction, après avoir

éprouvé une diminution graduelle, finit par s'effacer plus ou moins complétement.

§ 1.

Exaltation du sens de l'odorat.

L'observation a démontré que dans certaines affections des nerfs olfactifs, il se manifeste des perversions de l'odorat les plus étranges. Ainsi l'on rencontre des individus qui se plaisent à odorer des émanations fétides, repoussantes, dangereuses même, telles que les odeurs de fromage pourri, de gaz hydrogène sulfuré, de viandes faisandées à l'excès, de substances animales en décomposition, etc. Ce qui ferait fuir le plus grand nombre, les attire, les réjouit.... Quelques odeurs fortes, inhérentes à certaines régions du corps, attirent les animaux, et, parfois, quelques hommes. La nature l'a voulu ainsi dans un but de propagation de l'espèce.

Le sens de l'odorat est décuplé, diminué ou aboli dans quelques affections du cerveau. On a observé chez plusieurs malades de cette catégorie un développement extraordinaire de la faculté olfactive; ils apprécient les odeurs les plus faibles; ils reconnaissent, en les flairant, les corps que nous croyons inodores.

Il n'est point rare de rencontrer des malades qui sont incommodés par des odeurs à peine sensibles pour les personnes en état de santé. J'ai visité des convalescents qui ne pouvaient supporter les odeurs de laitue, d'épinards, de navets et autres légumes fort peu odorants.

Un névropathe reconnaissait, à l'odeur, tous les objets appartenant à sa femme. Dans les églises, les promenades publiques et autres lieux de réunion, la présence de celle-ci lui était révélée par l'odeur; il est vrai que nous n'oserions certifier que cette femme fût inodore.

Un convalescent de névrose cérébrale à qui l'on avait prescrit la chasse comme le meilleur moyen de hâter sa guérison, éventait, mieux que ses chiens, le gibier caché. Pendant une partie de chasse, les amis qui l'accompagnaient furent témoins du fait suivant:

Les chiens venaient de battre un champ de trèfle sans donner l'arrêt. Les chasseurs s'éloignaient, lorsque le convalescent leur dit:

— Je vous assure qu'il y a une perdrix cachée sous cette herbe; je la sens... Attention !.... je marche sur elle...

Il entra dans le champ. A peine avait-il fait quelques pas en lignes directe, que la perdrix s'envola et fut aussitôt abattue par les chasseurs.

Plusieurs traités de physiologie citent l'observation de cet aveugle qui, vivant seul avec sa fille, reconnut, à l'odorat, le changement qui s'était opéré en elle. — Ma fille, lui dit-il, vous venez aujourd'hui de perdre cette fleur si fragile qu'on nomme virginité. Est-ce un bien ou un mal, le temps nous l'apprendra. Mais, si vous ne voulez pas déshonorer mes cheveux blancs et hâter ma mort, vous vous marierez le plus tôt possible avec celui qui vous l'a ravie. Tout ce que je possède, je vous le donne. Au nom du ciel et de votre honneur, ma fille, ayez hâte de contracter ce mariage.

C'est surtout dans l'état de somnambulisme soit naturel, soit provoqué par le magnétisme, que les sens acquièrent une délicatesse incroyable. On sait que tous les corps, en général, possèdent une odeur qui leur est propre; les corps que nous croyons inodores ne le sont point en réalité, mais les molécules odorantes qui s'en échappent sont si faibles que notre odorat n'en est point impressionné. Dans l'état somnambulique la faculté olfactive étant décuplée, on perçoit des odeurs qui, dans l'état naturel, semblent ne pas exister.

J'ai, plusieurs fois, été témoin de cette merveilleuse aptitude que possèdent certaines somnambules sur le sujet qui nous occupe; j'en citerai quelques exemples.

§ 2.

Observation sur l'exaltation de l'odorat par l'influence magnétique.

Une jeune fille de constitution chétive et nerveuse, excellent sujet à expériences, recevait l'influence magnétique sans qu'il fût besoin de l'endormir. Pendant cet état nerveux, si étrange, ses facultés sensorielles prenaient un développement extraordinaire. Parmi les expériences auxquelles on la soumettait, celles relatives à l'odorat étaient des plus curieuses; voici la relation d'une de ces expériences.

Une société de dix personnes étant réunie dans un salon, l'expérimentateur banda les yeux de la jeune fille et la conduisit dans une pièce éloignée. Rentré seul dans le salon, il pria chaque personne de la société de déposer dans une corbeille qu'il lui présentait, deux objets inodores, tels que bagues, épingles, broches, boucles de ceintures, pièces de monnaie, couteaux, ciseaux, clés, etc., etc., de manière que la corbeille contînt vingt objets, ou dix fois deux objets appartenant à chacune des dix personnes. Cela fait, l'expérimentateur imprima divers mouvements à la corbeille, pour entremêler les objets, et l'ayant placée sur une table, il sortit du salon. Rentré presque aussitôt avec la jeune fille, ayant toujours les yeux bandés, il pria une des personnes présentes de bien assujettir le bandeau et de s'assurer si l'occlusion des yeux était complète. Ces préparatifs terminés, il présenta la corbeille à la jeune fille en lui disant :

« Cette corbeille contient vingt objets; vous allez les trier et les séparer en dix lots, de façon que chaque lot soit composé de deux objets appartenant à la même personne. »

Aussitôt la jeune fille plongeant sa main droite dans la corbeille, en retira un objet quelle flaira, et le mit dans sa main gauche; elle plongea de

nouveau sa main droite et en sortit un autre objet qu'elle odora ainsi que le premier et le plaça
sur la table. Elle opéra de la même manière
jusqu'au septième qu'elle flaira plus longtemps;
alors, portant sous son nez l'objet qu'elle tenait
dans la main gauche, elle sembla comparer son
odeur avec celle du septième objet, et les plaça
sur la table, unis l'un à l'autre. Elle continua
ainsi jusqu'au dernier objet en les plaçant par
paires sur la table.

Chaque personne, en reprenant les deux objets qui lui appartenaient, put vérifier que la
jeune fille ne s'était point trompée.

Dans notre histoire des **Mystères du sommeil
et du magnétisme** (1), nous avons donné une
série de très-curieuses observations sur l'exaltation des sens par l'influence nerveuse; nous y
renvoyons les lecteurs qui désireraient étudier et
connaître à fond cet état merveilleux de l'organisation humaine.

SECTION V

ANOSMIE OU PERTE DE L'ODORAT.

§ 3.

Cette triste infirmité prive non-seulement l'individu de beaucoup de jouissances, elle l'expose
encore à divers accidents que l'odorat lui eût fait

____

(1) Un beau volume. Prix, 3 fr., chez Dentu, libraire-éditeur,
galerie d'Orléans, Palais-Royal. — Paris.

éviter. La perte de l'odorat ne se déclare point tout à coup, elle arrive par degrés et devient irrémédiable par la paralysie des nerfs olfactifs.

Les personnes privées de ce sens restent insensibles aux odeurs les plus violentes ; il résulte de cette insensibilité de graves inconvénients lorsque, sans le savoir, elles respirent des odeurs nuisibles.

J'ai connu un vieux militaire qui pouvait odorer, sans douleur, un flacon d'ammoniaque concentré ; mais, si le cerveau ne percevait plus la sensation, il n'en était pas de même de la membrane muqueuse nasale et de celle des paupières, qui, violemment irritées, provoquaient des éternuements et un écoulement de larmes.

Hallé rapporte que le cardinal de Richelieu était devenu *anosmique*, par suite des sternutatoires et des parfums. Les odeurs les plus suffocantes, les plus fétides, n'affectaient plus ses nerfs olfactifs.

Le même auteur cite encore une dame de condition qui, après avoir été sujette, pendant des années, à de fréquents rhumes de cerveau, arriva peu à peu à la perte complète de l'odorat. N'ayant plus conscience des odeurs, elle en chargeait tellement sa toilette, qu'on l'avait surnommée la *parfumerie vivante*.

Dans quelques cas d'anosmie, le sens du goût, qui est intimement lié à celui de l'odorat, éprouve un affaiblissement considérable et, quelquefois, disparaît ; c'est ce que prouve le fait suivant :

§ 4.

Perte de l'odorat et du goût.

Une cuisinière, âgée de trente ans environ, perdait complétement l'odorat et le goût pendant les six jours que durait son flux mensuel; au bout de ce temps les deux sens éclipsés reparaissaient d'autant plus actifs qu'ils s'étaient reposés. Mais, aux approches du tribut périodique, l'olfaction et le goût s'éclipsaient de nouveau pour reparaître immédiatement après la cessation des règles.

Le travail de la cuisinière devait nécessairement souffrir beaucoup de la suspension de deux sens, si essentiels pour la diriger dans son art. Les mets qu'elle préparait étaient tantôt trop fades et tantôt trop assaisonnés. Ses maîtres lui avaient déjà plusieurs fois adressé des reproches à ce sujet ; fatigués de ce qu'elle n'en tenait aucun compte, et ignorant l'infirmité intermittente dont était frappée la pauvre fille, ils furent forcés de la renvoyer.

SECTION VI

DES SYMPATHIES ET ANTIPATHIES DE L'ODORAT.

L'odorat, de même que les autres sens, a ses sympathies et ses antipathies. Telle personne recherche et respire avec plaisir telle odeur, tandis

que d'autres personnes éprouvent de l'aversion
pour la même odeur, la redoutent et la fuient instinctivement. L'histoire ancienne et la moderne
fourmillent de faits sur ce sujet; nous laissons
aux loisirs d'un curieux le soin de les recueillir et
nous bornons à citer quelques exemples.

La charmante Ninon de l'Enclos adorait l'o-
deur des narcisses, et ne pouvait néanmoins la
respirer sans éprouver une affreuse migraine.

L'odeur des roses agitait si violemment Anne
d'Autriche, épouse de Louis XIII, qu'elle en ver-
sait des larmes.

Le maréchal d'Albret se sentait défaillir, et le
grand-veneur de Hanovre toussait convulsivement au fumet d'un rôti de marcassin.

L'odeur des pommes donnait des convulsions
à Ladislas de Pologne. — La même odeur provo-
quait un saignement de nez au secrétaire de François Ier, nommé Duchesne.

Le fameux Erasme éprouvait de violentes palpitations et des sueurs abondantes, à l'odeur d'un
plat de poisson.

Le prince de Condé qui commandait les émi-
grés français, était saisi d'un tremblement nerveux dès qu'il sentait l'odeur des abricots.

Un nommé Lenoble, capitaine aux gardes françaises, était subitement pris d'un rhume de cerveau, lorsqu'il odorait un œillet.

L'odeur du basilic donnait des attaques de nerfs
à la belle Madame Récamier.

Les émanations de la jusquiame mettaient en

fureur un riche pharmacien de la capitale, d'une grande douceur de caractère. Ses élèves, prévenus de cette singulière influence, désertaient la pharmacie et rentraient aussitôt que l'accès de leur patron était passé.

Notre célèbre et intelligent prestidigitateur Robert Houdin, pâlissait à l'odeur et à la vue d'un fromage ; un évanouissement aurait infailliblement succédé à son malaise, s'y l'on ne se fût hâté de faire disparaître l'objet de son antipathie.

L'odeur de la plante nommée *cataire* qui met les chats en si joyeuse humeur, produisait, chez un botaniste distingué, un rire convulsif, avec sécrétion involontaire d'urine.

L'odeur de certaines résines, l'encens, la myrrhe par exemple, excitent l'imagination. Les odeurs franchement aromatiques stimulent le cerveau, parfois le cervelet et, dans ce cas, influencent l'organe générateur.

Le cardinal Caraffa éprouvait de si vives douleurs lorsqu'on s'approchait de lui avec une rose qu'il fût obligé de s'enfermer dans son appartement pendant toute la saison des roses.

Lusitanus connaissait un moine vénitien qui suait à grosses gouttes à la plus légère odeur de roses.

Un apothicaire de Bâle était, chaque année, atteint d'un coryza ou rhume de cerveau, dès qu'il voyait ou sentait une rose.

Les émanations du dytura stramonium agissent particulièrement sur le cerveau et provoquent le sommeil.

L'odeur de la bétoine plonge dans une lourde ivresse. Des femmes occupées à récolter cette plante, tombèrent ivres sur le sol et s'endormirent.

Le professeur Orfila rapporte qu'une dame de sa connaissance, éprouvait une tuméfaction de la face, chaque fois que l'odeur d'une décoction de graines de lin venait frapper son odorat.

Le physiologiste Thouvenel a connu une dame qui se trouvait mal, toutes les fois qu'onplaçait une pensée ou une violette dans sa chambre à coucher, même à son insu. Voulant s'assurerdu fait auquel il n'ajoutait pas créance, il entra un jour chez cette dame avec une seule pensée, cachée dans la manche de son habit. Quelques minutes après, cette dame se plaignit d'un grand malaise, et tomba bientôt dans un évanouissement qu'on eut de la peine à dissiper.

Une jeune fille aimait passionnément à respirer l'odeur suave et écœurante de la tubéreuse. A la suite de cette odoration, elle tombait dans une espèce d'ivresse voluptueuse, accompagnée d'un frémissement général, qui durait de 15 à 20 minutes. Revenue de cet état nerveux, elle éprouvait, pendant quelques heures, un affaissement de forces musculaires semblable à celui qui succède au paroxisme vénérien.

Un de nos chirurgiens célèbres, aguerri par vingt années de pratique contre les odeurs nauséabondes des salles d'amputés ; lui qui pansait, sans sourciller, les plaies les plus fétides, les ulcères les plus infects, fuyait devant l'odeur d'un cataplasme de farine de lin, pour ne pas tomber en faiblesse.

J'ai vu, en Afrique, dans la forêt d'orangers de Blidah, un officier d'état-major, de constitution grêle, faiblir et se trouver mal, aux émanations de ces arbres en fleurs.

Nous pourrions prolonger encore cette série de faits singuliers ; mais l'espace nous manquant, nous bornerons ici nos citations.

SECTION VIII

HALLUCINATION DE L'ODORAT.

Le célèbre Esquirol rapporte le fait suivant :

Une dame âgée de 27 ans, arrivée au dernier degré de la phthisie, est incommodée par l'odeur du charbon ; elle croit qu'on veut l'asphyxier. Elle accuse le propriétaire de la maison qu'elle habite et le dénonce à ses amis ; elle quitte la maison, mais l'odeur de charbon la suit au nouveau domicile qu'elle a choisi. La phthisie faisant toujours des progrès, la poitrinaire s'éteint au bout de trois mois.

§ 1.

Hallucination intermittente.

Une jeune femme, sous-maîtresse dans un pensionnat, très-instruite, d'un caractère doux et facile, n'offrant d'autre trouble intellectuel qu'un affaiblissement de la mémoire, dont elle a conscience, et des conceptions délirantes, éprouve, par intervalle, des hallucinations de la vue, de l'ouïe et particulièrement de l'odorat. Elle prétend qu'il existe sous l'hospice de la Salpétrière des souterrains dans lesquels on égorge une multitude d'hommes, de femmes et d'enfants ; elle n'a jamais été témoin de ces massacres ; mais, elle voit le sol remuer, elle entend les cris des victimes et elle est suffoquée par l'odeur des cadavres en putréfaction.

Un médecin, dans le but de savoir si la sensation de l'odorat avait subi, chez elle, quelque altération, lui présenta diverses odeurs qu'elle distingua fort bien et sans hésitation. L'hallucination de ses sens n'avait lieu qu'aux heures où l'idée fixe s'emparait de son cerveau. Elle répondait au médecin qui la questionnait :

« J'ai perdu la tête ; souvent je ne sais plus ce que je fais.... Il y a des moments où je ne suis plus capable de raisonner et pendant lesquels j'ai complétement perdu la mémoire des choses qui me sont arrivées. Dans ces moments-là, je divague et sais que je ne suis pas raisonnable..... »

SECTION IX

HYGIÈNE DE L'ODORAT.

L'état physiologique ou normal du canal nasal et de la membrane muqueuse qui le tapisse est une condition indispensable de la fonction régulière du sens de l'odorat. Les obstructions de ce canal, les affections de la membrane muqueuse et des nerfs qui s'épanouissent à sa surface, entraînent toujours l'altération plus ou moins prononcée de cette fonction.

Or, on doit éviter les variations atmosphériques, trop brusques, comme de passer subitement d'un lieu très-chaud, dans un autre très-froid. Les rhumes de cerveau, les maux de gorge, suite ordinaire de ces brusques variations, altèrent toujours la pureté de l'odorat. — Les poudres irritantes introduites dans le nez, soit volontairement, telles que le tabac, soit involontairement, telles que les poussières de chaux, de plâtre et autres ne peuvent qu'être nuisibles. Il en est de même pour les gaz irritants, pour les odeurs trop fortes et trop longtemps inspirées. Les personnes qui aiment les parfums ne doivent pas en abuser. — La mauvaise habitude de se gratter le nez peut déterminer une irritation chronique de la membrane muqueuse, et est toujours préjudiciable à la fonction de l'odorat. — L'arrachement des poils du nez développe ordinairement une irri-

tation plus ou moins vive de cet organe; il peu
déterminer une inflammation fort douloureuse
et l'aberration de la membrane olfactive. Le meilleur moyen de faire disparaître ces poils incommodes est de les couper avec des ciseaux fins, et
de renouveler cette petite opération, chaque fois
que leur croissance la nécessite.

Lorsque l'altération de l'odorat dépend d'une
maladie interne ou externe, il faut recourir à la
médecine. Ainsi, le traitement des blessures du
nez, des fractures, contusions profondes, brûlures, ulcères, tumeurs, polypes, etc., exige impé-
rieusement une main habile et exercée.

Le nez étant le trait le plus saillant du visage,
les parents ne sauraient trop veiller à l'intégrité
de cet organe chez leurs enfants. Si l'enfant est
atteint d'une des maladies que nous venons d'é-
numérer, nous leur conseillons vivement d'aller
droit au médecin ou au chirurgien, et de ne jamais le livrer aux mains de charlatans et aux
remèdes de bonnes femmes.

Les personnes très-nerveuses, les femmes hystériques, vaporeuses feront bien d'éviter les odeurs
de fleurs suaves; à l'exception des odeurs de
quelques plantes aromatiques telles que le thym,
l'anis, la lavande, la menthe, etc., à l'exeption
de l'odeur du vinaigre, et par un étrange privilége, de l'odeur de la corne et des plumes brûlées,
toutes les odeurs, en général, leur sont nuisibles.

CHAPITRE III

Sens du goût (GUSTATION).

Intimement lié à l'odorat, le sens du goût a son siége dans les papilles nerveuses disséminées sur la langue. et dans l'intérieur de la bouche ; ces papilles sont formées par l'épanouissement de plusieurs nerfs, dont le principal est le nerf *lingua.*. La sensibilité gustative est beaucoup plus développée sur les bords de la langue, à sa pointe et à sa base qu'à sa surface inférieure, qui serait presque insensible aux saveurs, d'après les expériences répétées de plusieurs physiologistes.

Le goût et l'odorat se complettent mutuellement ; c'est pourquoi la nature les a placés l'un à côté de l'autre. On pourait dire que l'odorat est la sentinelle avancée du goût, car il fait apprécier d'avance les qualités bonnes et mauvaises de l'aliment ; c'est surtout ce qu'on remarque chez les animaux ; ils flairent avant de manger èt ne touchent pas aux substances dangereuses.

L'agent qui met en action l'organe du goût est cette propriété des corps qu'on nomme *Saveur*. Les corps ont été divisés en *sapides* et *insipides* : les corps sapides possèdent une saveur propre à chacun d'eux. — L'élément sapide ne serait, d'après plusieurs chimistes, qu'une modification des molécules intégrantes. D'autres ont avancé que la forme de la molécule produisait la saveur. Ici, comme dans tous les phénomènes de la nature, les causes premières nous échappent, et nous devons nous borner à étudier les faits. L'essence des choses restera toujours, pour nous, cachéesous un voile impénétrable.

Toutes les classifications proposées pour les saveurs sont défectueuses, incomplètes et laissent à désirer. Gallien comptait *huit* saveurs principales. — Haller *douze*. — Linnée les réduisait à huit. — On a aussi comparé les saveurs aux sept notes de la gamme et aux sept couleurs du spectre solaire. Nous pensons qu'on pourrait admettre huit saveurs principales à côté desquelles viendraient se grouper les saveurs intermédiaires , c'est-à-dire participant de deux saveurs principales, telles par exemple que l'aigre-doux, — l'aromatique-amer, etc.

Saveurs types.

Douce	Amère
Salée	Acre
Acide	Brûlante
Aromatique	Fade.

Cette dernière serait l'exclusion des sept autres ou du moins leur perception à peine sensible.

Saveurs composées ou intermédiaires.

> Aigre-doux
> Amère-aromatique
> Douce-amère, etc.

Les saveurs sont, en général, relatives au mode d'action que les corps sapides peuvent exercer sur les organes digestifs ou sur l'organisme entier ; c'est pourquoi elles deviennent un indice précieux de leurs qualités nutritives, médicamenteuses ou vénéneuses.

On a observé que les saveurs *agréables* étaient généralement fournies par des substances propres à notre alimentation ; tandis que les saveurs *désagréables* étaient, le plus souvent, inhérentes aux substances nuisibles à notre corps. Assurément cette loi n'est pas sans exception : beaucoup de substances possédant une saveur agréable sont des poisons ; mais les exceptions ne détruisent point la règle.

Il est certain que cette plante vireuse et narcotique ; ces feuilles exhalant une mauvaise odeur ; cette viande verte et putride, ne seront point prises pour servir d'aliments ; le paysan le plus ignorant, le plus brute les rejettera, par cela même que leur odeur repoussante blesse son odorat.

On rencontre néanmoins des individus atteints d'une perversion du goût, ainsi que nous le verrons plus loin, qui mangent avec plaisir les viandes putréfiées, le fromage pourri, etc., aliments malsains qui soulèveraient le cœur et provoqueraient le vomissement du plus grand nombre... Ce sont encore de rares exceptions.

Le sens du goût se modifie selon les âges : il est rudimentaire dans l'enfance ; il se développe pendant la jeunesse, atteint son apogée de perfection dans l'âge mûr, et conserve son aptitude pendant la vieillesse.

La gourmandise est propre à l'enfance; elle n'est pas un défaut, c'est plutôt un instinct de cet âge ; car, tous les enfants, en général, aiment les pâtisseries, les gâteaux, les sucreries et toutes les friandises. Loin de les gronder, de les punir pour extirper ce léger défaut, nous croyons au contraire qu'on pourrait en tirer un grand parti pour leur éducation. En leur promettant quelques friandises, on obtient d'eux, sur-le-champ et de bon gré, mille choses relatives à la conduite et à l'enseignement; tandis que n'étant alléchés par rien, ils n'exécutent ce qu'on leur demande, qu'après plusieurs ordres réitérés, et souvent de mauvaise grâce, parce qu'ils y sont forcés. De fréquentes expériences faites sur plusieurs petits gourmands et petites gourmandes, ont confirmé la vérité du fait que nous avançons.

La jeunesse, absorbée par la grande passion d'amour, mange, boit avec appétit et plaisir; mais, pour apaiser sa faim, pour satisfaire l'estomac, le sens du goût est débordé par l'activité prédominante d'autres sens. — Aimer et être aimé : ces deux modes de la vie à son matin remplissent une grande partie de la jeunesse, sinon la jeunesse entière. Alors, les autres sens deviennent les accessoires du sens de l'amour. Les jeunes gastronomes sont très-rares, et l'on pourrait avancer que leur cœur n'a point encore parlé.

C'est à l'âge mûr que le sens du goût s'exerce le plus et prédomine à son tour. Les feux dévorants de l'amour se sont calmés; la poésie du cœur s'est endormie pour ne plus se réveiller, peut-être..... Le positivisme a remplacé l'idéal..... L'homme devenu chef de famille ne s'occupe désormais que d'accroître la somme de son bien-être et d'assurer l'avenir des siens. Tous ses efforts sont dirigés vers ce but. Mais cela ne l'empêche pas d'aimer les dîners et les soupers d'amis; d'arranger ou d'accepter des parties de plaisir que couronne un bon repas. Il semblerait que les sensualités de la table sont un délassement de ses fatigues, et la compensation de ses travaux. C'est alors que le sens du goût acquiert son plus haut degré de développement.

Chez le vieillard, le goût conserve son aptitude ; lorsque les autres sens s'usent au contact des années, le goût subsiste toujours; c'est lui qui lui procure encore quelques jouissances et qui l'accompagne jusqu'à son dernier jour.

Nous avons déjà dit que le sens du goût pouvait acquérir par des exercices bien entendus et modérés une grande délicatesse; que l'abus des mets fortement épicés et des liqueurs fortes l'altérait au point de le rendre insensible au contact des choses ordinaires. De même que les autres sens, les organes du goût ont leurs maladies qui se traduisent par l'*exaltation*, la *perversion* et l'*extinction* plus ou moins complète.

SECTION I

EXALTATION DE L'APPAREIL DE LA GUSTATION.

L'excitation du nerf lingual, par une cause souvent cachée, amène un surcroît d'activité dans les organes du goût. Les papilles de la langue entrent en éréthisme, la membrane muqueuse buccale, les glandes salivaires et toutes les pièces de l'appareil gustateur participent à cette excitation. Bientôt, si les causes excitantes agissent toujours, l'irritation arrive et, avec elle, un excès de sensibilité sensorielle qui touche à la névropathie. Dans cet état, les individus perçoivent les saveurs les plus faibles, avec une énergie surprenante. Chez d'autres personnes l'irritation nerveuse produit la perte ou la perversion du goût, et quelquefois les antipathies les plus singulières.

Anorexie. — Perversions. — Antipathies.

§ 1.

Perte du goût.

Un riche financier, dont la jeunesse avait été fort dissipée, et qui s'était surtout livré aux excès de la table, éprouva, le lendemain d'une orgie, une violente irritation de la gorge et de la cavité buccale. Son médecin, praticien habile, parvint à combattre la maladie qui s'annonçait par des symptômes très-alarmants.

Pendant sa convalescence, notre viveur s'aperçut que les aliments et boissons passaient dans sa bouche et arrivaient dans l'estomac complétement insipides. Il essaya des mets fortement épicés et des vins alcooliques, toujours même inertie des organes du goût. Son médecin, de nouveau consulté, lui déclara que ses abus, longtemps continués, de boissons incendiaires et de mets irritants avaient tellement usé les nerfs de l'odorat et du goût, que l'état où il se trouvait équivalait à une paralysie partielle ; que la thérapeutique ne possédait aucun agent assez puissant pour tirer ces organes de leur torpeur ; qu'il n'existait qu'un seul moyen : le régime diététique et la conduite hygiénique, avec persévérance, pendant des mois, et peut-être des années entières.

§ 2.

Antipathie.

Un ancien professeur de l'École militaire tombait en syncope, chaque fois qu'il mangeait de l'anguille. Deux fois on parvint à le tromper en lui faisant manger de l'anguille à son insu ; mais, si le goût fut trompé, l'estomac ne le fut point, car il éprouva les mêmes accidents que s'il eût ingurgité le mets antipathique.

§ 3.

Perversion du goût.

Une jeune dame, enceinte de trois mois, éprouva une céphalalgie, compliquée d'une irritation de la langue et des gencives. Après la guérison complète, elle ne pouvait plus manger, comme avant, les mets que lui préparait sa cuisinière : ils étaient, disait-elle, trop salés, trop épicés ou trop aigres. La cuisinière reçut l'ordre du mari de diminuer de moitié la dose des assaisonnements. La jeune dame accusait toujours une saveur trop relevée, et ne voulait manger que du pain délayé dans de l'eau. Son mari, d'après les conseils du médecin, fit préparer les aliments destinés à sa femme, à l'eau, sans aucun condiment ni assaisonnement. La jeune dame s'en contenta pendant quelques jours, puis trouva tout à coup que tout ce qu'on lui servait était d'une fadeur écœurante. Elle rendit une partie des aliments qu'elle avait pris à son dîner. On recommença à lui donner des mets assaisonnés ; elle les trouva trop fades. On doubla les assaisonnements ; c'était trop fade encore. Enfin, on sala, on épiça les mets si fortement qu'ils n'étaient plus mangeables ; mais la jeune dame se plaignait toujours de leur fadeur. Cette perversion du goût dura jusqu'au jour de l'accou-

chement ; alors, elle en fut débarrassée et la gus-
tation reprit son cours normal.

§ 4.

Dépravation du goût.

Un homme appartenant à une famille riche,
avait mené bon train sa jeunesse; l'amour et les
parties de plaisir furent ses principales occupations. Vers l'âge de 45 ans, il se vit frappé d'*anorexie* ou perte d'appétit. Tous les aliments lui répu-
gnaient; les mets savoureux qui faisaient autrefois
ses délices lui soulevaient le cœur...

Peu de temps après survint une perversion du
goût qui lui fit désirer des substances inusitées si
dégoûtantes, qu'il en était honteux et se cachait
pour les manger. Entre autres, des araignées
écrasées dans du suif fondu, les viandes putréfiées, le fromage pourri, mangé aux vers, étaient
pour lui un régal; tout ce qui répandait une
odeur infecte réveillait ses désirs...

Mais les organes digestifs ne pouvaient s'ac-
commoder d'un semblable régime; notre individu
tomba bientôt dans un état voisin du marasme.
On le croyait perdu, lorsque la nature vint à son
secours. L'anorexie, sa première maladie, reparut
de nouveau et fit disparaître la dépravation du
goût. Le malade prit en horreur des substances
dont il faisait sa nourriture, et, comme par inspiration, se mit à la diète lactée : du lait pour aliment, du lait pour boisson; toujours du lait ! Ce

régime continué avec persévérance, pendant plusieurs mois, finit par triompher de la maladie. La convalescence marcha franchement, sans rencontrer d'obstacles, et la santé reprit enfin possession de ce corps que la médecine avait condamné.

C'est particulièrement chez les jeunes sujets, lorsque la puberté s'établit difficilement, qu'on rencontre ces perversions du goût. On voit aussi des femmes enceintes offrir le même phénomène auquel on donne vulgairement le nom d'*envie*. (Voyez dans notre *Hygiène du mariage*, 42ᵉ édition.)

§ 5.

Perversion du goût.

Une fille de seize ans, pâle, chétive, chlorotique, refusait la plupart des mets servis sur la table de sa famille ; son estomac ne pouvait les supporter; elle les rendait un instant après leur ingestion, lorsqu'on la forçait à les manger. Mais, en revanche, elle aimait et digérait parfaitement les fruits verts et toutes les substances très-acides. Elle recherchait les bouts d'aile et les pattes de poulet qu'elle faisait carboniser et les mangeait avec délices. A défaut de ces débris, elle prenait des charbons, les brisait entre ses dents et les avalait. Le plâtre, les terres calcaires, la suie, le savon, le vieux parchemin rissolé flattaient également son goût.

Cette pauvre fillette languissait ainsi depuis

plus d'une année, frêle, indolente, sevrée de toutes les joies de son âge ; lorsqu'un effort de la nature régularisa la fonction menstruelle, ramena le sens du goût à son état normal et la rendit à la santé.

La nature est un excellent curateur lorsqu'on ne la contrarie point. Si l'art de guérir ne réussit pas plus souvent, c'est qu'il n'a pas su diriger les efforts de la nature.

Relativement à la dépravation du goût, chez les femmes enceintes, il existe des faits si extraordinaires, si étranges, qu'on a de la peine à y ajouter foi, et qu'on est tenté de les rejeter dans le domaine des fables. Cependant, ces faits incroyables sont attestés par des hommes sérieux, et l'on en voit de semblables se renouveler chaque jour. Nous ne rapporterons pas ici les faits de cette nature. Nous avons consigné dans notre *Hygiène du mariage* ceux qui nous ont paru les plus curieux et les plus rares ; nous y renvoyons le lecteur.

Le goût est un des sens auxquels la nature a attaché les jouissances les plus durables; mais, plus les voluptés qu'il éprouve sont variées, plus il est facile d'en abuser. Les abus émoussent la sensibilité; les papilles de la langue sans cesse stimulées par des mets de haut goût et des boissons alcooliques, ne répondent plus aux excitants les plus énergiques ; on dit alors que le palais est *blasé*.

C'est lorsque l'activité des autres sens a considérablement baissé, que le goût établit son empire. Les vieillards qui se livrent modérément à la gastronomie, sont excusables; c'est leur dernière jouissance physique. Or donc, puisque le sens du goût est destiné à procurer quelques jouissances au vieillard, alors que tous les plaisirs l'ont abandonné, il est logique et sage, pendant la jeunesse, de veiller à sa conservation.

SECTION II

HYGIÈNE DU GOUT.

Pour conserver aux organes du goût leur aptitude à bien fonctionner jusqu'aux limites de la vie, l'hygiène donne les conseils suivants :

Ne jamais abuser de la table; les excès dans le boire et le manger sont toujours nuisibles; la modération au contraire, est un brevet de santé.

Exclure de notre alimentation les mets irritants et les boissons incendiaires, qui non-seulement blasent le goût, mais qui tôt ou tard, portent toujours une atteinte à la santé.

Les viandes trop faites, le gibier faisandé, de même que les végétaux fermentés, doivent être rejetés du régime, comme substances nuisibles et dangereuses.

Les épices et les assaisonnements, prodigués pour exciter l'appétit paresseux, enflamment la bouche, irritent les papilles de la langue et altèrent leur sensibilité. Il en est de même des liqueurs alcooliques concentrées : la *Chartreuse* et les *Succédannées* par exemple, qui ne sont autre chose que de l'alcool pur dans lequel ou a mis macérer quelques plantes aromatiques. La violence de ces liqueurs est telle que beaucoup de personnes qui n'avaient pas, selon l'expression vulgaire, le *palais ferré*, après en avoir bu, ont eu des érosions de la membrane muqueuse buccale ; d'autres n'en ont pas été quittes à si bon marché : des inflammations douloureuses de l'estomac, des gastrites aiguës ont été le triste résultat de ces funestes liqueurs, qui sont des *panacées*, d'après le prospectus. C'est vraiment une amère dérision.....

Ne jamais manger trop chaud ni trop froid,

Éviter de mâcher des substances *sialologues*, c'est-à-dire qui provoquent la salivation.

Dans les diverses affections de la bouche, telles que boutons, irritations, érosions, brûlures, aphtes, etc., entretenir scrupuleusement la propreté des gencives, des dents, de la langue, du palais, par des gargarismes soit émollients, dans la période inflammatoire ; soit toniques, astringents, dans la chronicité ; se servir toujours d'une brosse très-douce pour ne pas irriter, déchirer les gencives engorgées, saignantes, et déchausser les dents. Enfin, consulter un homme de l'art, un dentiste éclairé lorsque les soins hygiéniques n'ont pas obtenu le succès désiré.

La nature a voulu que le sens du goût procurât à l'homme des jouissances variées ; mais, plus les sensations buccales sont vives et multi-

pliées, plus il est facile aussi d'en abuser. On le
sait : l'abus gâte, détruit toutes choses... et lorsqu'on est lancé dans la voie funeste des abus, au
lieu d'écouter la raison qui vous crie d'arrêter !
on marche toujours, entraîné par le plaisir... Celui qui s'est fait l'esclave de sa bouche, le buveur
surtout, ne tarde pas à payer cher les excès de sa
sensualité. Non-seulement il fatigue les organes
gustateurs, les blase, les rend presque insensibles
aux boissons et aux aliments usuels, mais ces excès retentissent le plus souvent sur l'estomac et
les intestins. Alors, naissent et se développent ces
tristes affections appelées gastristes-chroniques,
gastralgies, etc., affreuses maladies ! presque toujours incurables, qui ne laissent plus de repos,
qui privent du sommeil, et dont les continuelles
souffrances font de la vie un vrai supplice.

CHAPITRE V

Sens de la vue (VISION).

Ce sens est, sans contredit, un des plus grands bienfaits accordés à l'homme ; il lui procure les jouissances les plus vives comme les plus variées ; les sensations les plus agréables et les plus douces ; les plaisirs de deux ordres, les physiques et les moraux, c'est-à-dire les plaisirs des yeux et les plaisirs de l'âme. On peut donc avancer que le sens de la vision est le sens par excellence.

Ce sont les yeux qui nous mettent en rapport avec le monde extérieur ; qui, au retour du printemps nous font assister au réveil de la nature. Nous voyons les champs et les côteaux reverdir, les feuilles pousser au front des arbres ; les gasons s'émailler de paquerettes et, dans l'herbe touffue des prairies, la primevère, la renoncule et la dent de lion élever leurs têtes dorées. — Plus loin admirez ces magnifiques vergers dont les arbres, enpleine floraison, répandent autour d'eux les plus douces odeurs. On pourrait croire qu'ils ont été, pendant la nuit, couverts d'épais flocons de neige, tant leurs fleurs serrées sont éblouissantes de blancheur.

Nous sommes dans une belle matinée d'avril ; voyez le soleil, ce grand bienfaiteur de notre planète, comme il s'avance majestueusement dans l'éther, dispersant ses flots d'or au milieu des flots d'azur. Les oiseaux chantent en secouant leurs ailes humides de rosée ; les abeilles butinent dans le calice des fleurs ; les papillons, sortant de leur chrysalide, commencent, dans l'air, leur vol tremblant et incertain. La vie se développe de tous côtés, accompagnée d'un frémissement d'amour..... ô Printemps ! tes fraîches et riantes couleurs font le bonheur de nos yeux. Image de la jeunesse, tu passes aussi vite qu'elle... L'été au souffle brûlant vient trop tôt, hélas ! défraîchir ta parure... souvent même il anticipe sur la période du temps qui t'est dévolue.

Maintenant, promenez vos regards sur ces vastes plaines couvertes de moissons ; portez-les vers ces vallées profondes où coulent des fleuves qui fertilisent la contrée ; portez-les plus loin, sur ces montagnes, dont les hauts sommets sont couverts de neiges éternelles. Et ces espacescélestes peuplés d'astres sans nombre ; ces horizons, sans bornes, qui nous donnent une très-faible idée de l'infini, ne sont-ce point les yeux qui nous mettent en rapport avec eux, qui nous en font saisir les sublimes beautés ?... Oui ! nous le répétons, le sens de la vue est un des plus grands bienfaits accordés à l'homme... Bien à plaindre ceux qui en sont privés...

Que le lecteur nous pardonne cette digression faite dans l'unique but de démontrer l'immense rôle que remplit la vision dans le cours de notre existence.

§ 1.

Nerfs optiques.

La physiologie nous apprend que le nerf optique est l'agent principal de la vision. Ce nerf a deux branches, une branche pour chaque œil ; il forme la deuxième paire des nerfs craniens. Le nerf et mieux les nerfs optiques prennent leur origine dans cette partie du cerveau nommée *tubercules quadrijumeaux ;* ils contournent la protubérance cérébrale, se réunissent à quelque distance de leur point de départ, s'entre-croisent sans se confondre, puis se séparent pour entrer dans chaque orbite ; leur entrée a lieu par un trou ménagé dans la membrane *sclérotique*, ou enveloppe extérieure de l'œil. Les nerfs optiques, après avoir traversé les deux chambres de l'œil, s'épanouissent dans la dernière chambre, pour former la *rétine*, membrane nerveuse qui est le siége de la vision.

Aux nerfs optiques viennent s'adjoindre six autres filets nerveux ayant également leur origine sur divers points du cerveau, et complétant le merveilleux appareil de la vision, qui réunit, à lui seul, tous les problèmes de la *dioptrique* et de la *Catoptrique*.

SECTION I

DES YEUX ET DE LEURS DÉPENDANCES. — DESCRIPTION.

L'appareil de la vision est composé de pièces nombreuses qui concourent toutes à un but commun.

A l'extérieur :

Les sourcils } servent à protéger l'œil contre l'intensité de la lumière et les corps étrangers.
Les paupières }
Les cils }

La **sclérotique**, membrane fibreuse très-résistante, donnant au globe de l'œil sa forme et sa solidité. Cette membrane offre à sa partie antérieure une ouverture dans laquelle s'enchâsse **la cornée transparente**.

A l'intérieur de l'œil :

La **choroïde**, membrane très-fine qui tapisse l'intérieur de l'œil et s'arrête autour de la cornée transparente.

La **rétine**, membrane nerveuse immédiatement appliquée sur la *choroïde* et, par conséquent, la troisième dans l'ordre de superposition.

L'iris, membrane vasculaire formant deux

replis perpendiculaires à l'axe visuel; c'est un diaphragme contractile, offrant une ouverture à son centre : la *pupille* qui s'agrandit et se retrécit à volonté.

Le **corps** ou **cercle ciliaire**, anneau membraneux, qui se termine à la circonférence du cristallin auquel il sert de chaton.

Le **cristallin**, — lentille transparente contenue dans une capsule également transparente; il est placé de champ, en arrière et à très-peu de distance de l'iris. Entre la cornée et le cristallin il existe un petit espace divisé en deux compartiments, par l'iris : ce sont la chambre antérieure de l'œil et la chambre postérieure, communiquant l'une à l'autre par l'ouverture de la pupille; elles sont remplies d'un liquide appelé l'**humeur aqueuse**.

Enfin, entre le cristallin et la rétine, existe une humeur transparente qui remplit la plus grande partie de la cavité du globe oculaire. Cette humeur, nommée **corps vitré**, contenue dans un réseau membraneux très-fin, est de consistance demi-solide.

Telles sont les diverses pièces de l'appareil visuel de l'extérieur à l'intérieur.

Les **sourcils.**—Couronnant la partie supérieure de l'orbite, formés de poils obliquement couchés en dehors, et mûs par un muscle nommé *sourcilier*, les sourcils concourent à donner de l'expression au visage : ils se contractent dans la colère et les passions tristes; ils se détendent dans la gaîté et participent, par des mouvements plus ou moins appréciables, aux divers états de l'âme. — Leur usage plus spécial est d'absorber les rayons lumineux surabondants. La lumière étant plus vive dans les contrées méridionales que dans le nord, les peuples du midi ont les sourcils noirs et très-fournis; tandis que, chez les septentrionaux, ils sont blonds et rares. Les sauvages du sud de l'Amérique renforcent le noir de leurs sourcils, en les couvrant d'une couleur très-foncée, parce que l'expérience leur a appris que la couleur noire absorbait la lumière.

Les **paupières** — sont formées d'une peau mince, à texture déliée; d'un tissu cellulaire extensible, filamenteux; — de trois muscles : l'*orbiculaire*, entourant l'œil; le *releveur* servant à lever la paupière supérieure, que baisse et ferme le muscle *palpébral*; — d'une membrane muqueuse, la *conjonctive* se réfléchissant vers le globe de l'œil où sa transparence est telle qu'on l'aperçoit à peine.

Les bords libres des paupières sont renforcés par un cartilage nommé *tarse* qui leur donne plus de fixité et s'oppose à leur froncement transversal.

Des *follicules* ou petites *glandes* versent sur ces bords une humeur onctueuse, afin de les lubrifier, et d'empêcher les larmes de couler sur les joues.

Lorsque par une irritation de ces petites glandes leur sécrétion lacrymale devient trop abondante, elle forme une concrétion vulgairement nommée *chassie*, qui nuit à la pureté de l'œil et agglutine les cils. — Enfin, les derniers organes composant la paupière sont les *cils*, poils résistants à direction légèrement convexe, implantés sur le fibro-cartilage-tarse, et dont le rôle important est de garantir le globe de l'œil de la trop vive lumière, de la fumée, de la poussière et de cette infinité de corpuscules invisibles qui nagent dans l'atmosphère.

Les **voies lacrymales** — se composent :

1° De la *glande lacrymale*, de la grosseur d'une petite amande logée dans une fossette à la partie externe et antérieure de l'orbite.

2° Des *conduits excréteurs* de la glande lacrymale, au nombre de 8 à 10 s'ouvrant à la face postérieure de la paupière.

3° Des *points lacrymaux*, un pour chaque paupière, situés sur le bord libre des paupières à l'angle interne de l'œil. Le *point lacrymal* de la paupière supérieure regarde en bas; le *point lacrymal* de la paupière inférieure regarde en haut; l'ouverture des points lacrymaux est inclinée vers le globe de l'œil, pour mieux saisir les larmes.

4° Les **conduits lacrymaux** commencent aux points lacrymaux; ils continuent leur marche, dans l'épaisseur des paupières, jusqu'au sac lacrymal, et après avoir fait un coude et repris la ligne horizontale, ils viennent déverser les larmes qu'ils ont pompées, dans le sac lacrymal.

5° Le **sac lacrymal** ou réservoir des larmes, est placé dans la gouttière lacrymale, à l'angle interne de l'œil.

6° **Le canal nasal**, creusé dans l'angle interne de l'orbite, est tapissé d'une membrane muqueuse; ce canal établit une communication entre le sac lacrymal et les fosses nasales.

Le mécanisme fonctionnel des diverses pièces des voies lacrymales peut se résumer ainsi :

La glande lacrymale secrète les larmes pour lubrifier le globe oculaire; les points lacrymaux pompent la portion des larmes que l'évaporation n'a pas enlevée; les conduits lacrymaux la portent dans le sac lacrymal, et celui-ci la déverse dans le canal nasal, où elle se vaporise sous l'influence de la respiration.

Chez les personnes qui pleurent beaucoup, et particulièrement chez les enfants, on peut avec un peu d'attention, voir une portion des larmes s'écouler par le nez.

Lorsque par une cause quelconque, soit interne soit externe, il survient un dérangement dans les fonctions des voies lacrymales, ce dérangement se traduit toujours par des affections locales qui, si elles ne sont pas dangereuses pour la vie, sont fort désagréables, fort incommodes et des plus nuisibles à la beauté du visage; les fistules, par exemple, le larmoiement, etc. Nous en parlerons plus loin.

SECTION II

COMPOSITION DU GLOBE DE L'ŒIL, DE L'EXTÉRIEUR A L'INTÉRIEUR. — DESCRIPTION.

La **sclérotique**, membrane fibreuse, très-résistante, donnant au globe de l'œil sa forme et sa solidité. Elle est d'un blanc tantôt jaunâtre, tantôt azuré; sa partie postérieure est percée d'un trou par lequel entre le nerf optique venant du cerveau. Sa partie antérieure offre une autre ouverture dans laquelle s'enchasse la cornée transparente.

La **cornée** est une membrane lamelleuse, transparente, semblable à de la corne bouillie ; elle s'enchâsse dans la sclérotique, absolument comme un verre de montre dans son opercule.

La **choroïde**, membrane très-fine, tapisse l'intérieur de l'œil; elle sécrète un fluide noirâtre à peu près semblable, pour la consistance, au pigmentum de la peau ; ce fluide est destiné à absorber les rayons lumineux perdus pour la vision.

La **rétine**, membrane essentiellement nerveuse, accolée à la choroïde et considérée comme l'épanouissement du nerf optique. Le rôle de cette membrane est des plus importants, puisque c'est elle qui reçoit les impressions et qui les transmet au cerveau par le nerf optique, dont elle n'est que l'épanouissement.

L'iris. — Le **corps ciliaire**. — A l'endroit où

la cornée s'unit à la sclérotique, dans l'intérieur du globe oculaire, on voit deux replis membraneux perpendiculaires à l'axe visuel.

L'un d'eux, situé antérieurement, porte le nom d'**iris**; on peut l'apercevoir à travers la cornée; ce replis est un diaphragme contractile, percé au centre d'une ouverture, la **pupille**.

L'autre replis, placé derrière l'iris, ne peut se voir qu'au moyen de la dissection; on le nomme **corps ciliaire**, ou **cercle ciliaire**; il se termine autour du cristallin, auquel il sert de chaton.

Le rôle de l'iris est de diminuer le champ de la pupille ou de l'augmenter pour donner accès à une quantité plus ou moins grande de rayons lumineux, allant frapper la rétine.

Lorsque l'œil, par exemple, se dirige sur des objets très-éclairés, la pupille se resserre; elle se dilate au contraire, s'il se tourne sur des objets peu éclairés. Lorsque dans l'obscurité, on cherche à distinguer un objet, la pupille arrive à son maximum de dilatation. Si en sortant de l'obscurité, on approche de l'œil une vive lumière, le resserrement de la pupille arrive à son maximum.

Ce phénomène est très-marqué chez les chats : lorsque leurs prunelles se trouvent frappées par une vive lumière, la pupille se resserre au point de ne former qu'une ouverture linéaire. Dans l'obscurité au contraire la dilatation de la pupille est telle qu'elle envahit les deux tiers apparents de la surface oculaire.

Donc, le rôle de l'iris est de ne laisser pénétrer, dans l'intérieur de l'œil, qu'une quantité de lumière proportionnelle à la sensibilité de la rétine. Le corps ciliaire sert d'auxiliaire à l'iris.

Le cristallin. Sa forme est celle d'une petite lentille d'optique; il est contenu dans une capsule diaphane comme lui, et placée de champ, en arrière, à peu de distance de l'iris; son rôle est de réfracter les rayons lumineux, en leur imprimant une légère convergence.

L'humeur aqueuse. Entre la face postérieure de la cornée et le cristallin, se trouve un petit espace divisé, par l'iris, en deux parties : chambre antérieure et chambre postérieure communiquant l'une à l'autre par l'ouverture de la pupille. Cet espace est rempli par l'humeur aqueuse, dont le rôle est aussi de réfracter les rayons lumineux.

L'humeur vitrée ou **vitrine.** Enfin, entre la face postérieure du cristallin et la rétine, existe une autre humeur transparente ayant la consistance d'une gelée tremblante, et remplissant les quatre cinquièmes de la cavité du globe oculaire.

Cette humeur, contenue dans un réseau membraneux diaphane et d'une finesse extrême, se nomme *humeur vitrée* ou *corps vitré*. Son rôle est d'augmenter la convergence des rayons lumineux de manière à les réunir au foyer.

SECTION III

RÉSUMÉ DU MÉCANISME OPTIQUE DE LA VISION.

Avant d'arriver sur la rétine, les rayons lumineux, partis de l'objet qu'on regarde, doivent traverser quatre milieux diaphanes: la *cornée*, *l'humeur aqueuse*, le *cristallin* et l'*humeur vitrée*. Ces rayons ne vont pas, comme on pourrait le croire, frapper la rétine en ligne directe; ils éprouvent au contraire, une succession de réfractions, en traversant ces divers milieux; c'est-à-dire que, pendant leur trajet, ils s'écartent, se rapprochent plusieurs fois de la perpendiculaire, en raison de la force plus ou moins grande des milieux qu'ils traversent, et arrivent enfin sur la rétine, pour y déterminer l'impression visuelle.

La réfrangibilité de la cornée, de l'humeur aqueuse et de l'humeur vitrée est à peu près la même; mais, le cristallin possède une force réfringente quadruple. Sa situation en avant de l'humeur vitrée et derrière la cornée et l'humeur aqueuse, pourrait le faire considérer comme une lentille enchâssée dans une autre lentille. Or, le cristallin étant enclavé entre des milieux également réfringents, son action convergente reste nette et isolée. Notez bien que l'image des objets extérieurs, déposée sur la rétine, se trouve éloignée du cristallin de toute l'épaisseur de l'humeur vitrée. Cette distance du cristallin à la rétine est une condition indispensable à la netteté de l'image peinte sur la rétine.

Ainsi donc, toutes les modifications éprouvées dans l'œil par les rayons lumineux se bornent aux réfractions alternatives qui les rapprochent ou les éloignent de la perpendiculaire, pour les réunir, en dernier lieu, précisément au point de la rétine qu'ils doivent exciter. On serait tenté de croire que ces réfractions qui se détruisent mutuellement, sont inutiles, et qu'une seule réfraction atteindrait plus facilement le but? Qu'on se détrompe. Le sens de la vue est un des chefs-dœuvre de la nature; rien ne saurait y être ajouté ou retranché; et c'est évidemment sur cet admirable modèle que nos savants physiciens ont construit la *lunette achromatique*.

Nous ne fermerons point ce chapitre sans faire observer au lecteur que l'impression des objets, sur notre rétine, a lieu en sens inverse : ainsi la bougie allumée qu'on regarde, se peint sur la rétine, la flamme en bas, et le gros bout en haut. — La question de savoir pourquoi nous voyons les objets tels qu'ils s'offrent à nos yeux, et non point tels qu'ils sont peints sur la rétine, avait occupé beaucoup de savants, depuis Buffon jusqu'à nous, sans avoir été complétement résolue. L'éminent physiologiste Béclard est venu, il y a quelques années, aplanir cette difficulté par une explication fort simple.

« Si nous voyons les objets droits et non renversés, dit-il, c'est que nous voyons ces objets et non pas leur image...... »

En effet, les images empreintes sur la rétine, par les objets que nous regardons, ne représentent strictement que les divers points de cette membrane impressionnée par les rayons lumineux. Comme ce n'est point la rétine que nous percevons, mais bien la sensation produite par les objets, il en résulte que nous voyons ces objets dans leur sens naturel. Il en est de même pour les autres sens : ce ne sont point les modifications des membranes olfactive et auditive que nous sentons, mais bien les odeurs et les sons qui impressionnent ces membranes. Or, nous apercevons les objets tels qu'ils sont réellement, parce que nous voyons chacun de leurs points dans la direction des rayons lumineux qui frappent la rétine.

L'expérience suivante fort simple et très-facile à faire, prouve évidemment que la rétine ne transmet pas au cerveau l'image, mais que son rôle est de donner la notion de l'objet lui-même.

Fixez attentivement et pendant un certain temps un clocher, par exemple, se détachant sur un ciel bien éclairé ; puis, fermez les yeux et placez-vous immédiatement dans un endroit obscur. L'image du clocher persistera sur votre rétine, pendant 30 à 40 secondes, et s'offrira exactement dans la même situation ; c'est-à-dire que le sommet du clocher sera toujours en haut et sa base toujours en bas. Ces images ont été dénommées *images consécutives*.

Le sens de la vue fonctionnant au moyen d'un appareil des plus compliqués, doit nécessairement offrir des altérations aussi nombreuses que variées. Ainsi, en commençant par l'extérieur, l'absence des cils et des sourcils rend la vision pénible.

Une perte de substance des paupières gêne considérablement la fonction visuelle. — La paralysie du muscle releveur des paupières, est un obstacle à l'exercice de cette fonction.

L'oblitération, l'engorgement des points lacrymaux , l'occlusion du canal nasal déterminent l'*épiphora* ou larmoiement, la tumeur et la fistule lacrymale, etc.

Dans l'intérieur du globe de l'œil, toutes les influences capables de diminuer, de pervertir, de troubler la transparence des milieux, altèrent nécessairement la pureté de la fonction visuelle. Les nuages de la cornée rendent la vision moins nette ; les corpuscules en suspension dans l'humeur aqueuse donnent naissance à des images représentant des points noirs, des mouches, des stries filiformes. — L'opacité des milieux réfringents détermine la cécité plus ou moins complète.

Quoique cet opuscule ne soit pas un traité de médecine oculaire, nous pensons néanmoins être utile à plus d'un ecteur en donnant ici un exposé rapide des diverses affections auxquelles le sens de la vue est sujet, et n ndiquant les moyens préservatifs et hygiéniques les plus usuels.

CHAPITRE V

Maladies et imperfections qui peuvent affecter les organes de la vision

---

Myopie. — Presbytie.

Les personnes dont la vue s'exerce librement et qui distinguent les objets à des distances convenables, sont dans des conditions normales; et c'est le plus grand nombre.

Les personnes, au contraire, dont le point de vue distinct est plus *rapproché* ou plus *éloigné* que dans l'état normal, sont atteintes d'une imperfection de la vue nommée *myopie* pour le premier cas, et presbytie ou *presbyopie* pour le second.

Ces deux états opposés de la vision, coïncident avec la santé et n'ont d'autre inconvénient que d'obliger les sujets à porter des lunettes.

§ 1.

Myopie.

D'après l'opinion des physiologistes et des physiciens, la myopie dépend de la trop grande force réfringente de l'œil, c'est-à-dire du pouvoir de réunir les rayons lumineux, partant d'un objet, avant que ces rayons ne soient arrivés sur la rétine. — Une autre opinion lui assigne pour cause l'éloignement trop considérable du cristallin de la rétine. Les sujets dont la cornée et le cristallin offrent un excès de convexité sont ordinairement myopes.

La myopie vient, le plus généralement, de naissance, très-rarement elle est acquise.

Dans ce dernier cas, elle serait produite par l'habitude longtemps continuée, de fixer de petits objets très-rapprochés, comme dans les professions de graveur, d'horloger, etc. Le seul remède alors, est un exercice continuel sur des objets éloignés. — La myopie naturelle se modifie par suite de l'âge et finit même par disparaître chez les vieillards dont l'œil s'aplatit peu à peu. On remédie à cette imperfection pendant la jeunesse, en se servant de lunettes à verres concaves, qui écartent les rayons lumineux et les empêchent de se réunir avant d'être arrivés sur la rétine.

§ 2.

Presbyopie ou Presbytie.

C'est le défaut opposé à la myopie ; elle consiste dans l'insuffisance du pouvoir réfringent des humeurs de l'œil ; cette insuffisance a sa cause dans l'aplatissement de la cornée et du cristallin. Les presbytes ne peuvent voir que confusément les objets rapprochés, tandis qu'ils distinguent parfaitement les objets éloignés ; et cela parce que la réfraction des objets lumineux n'est pas assez forte pour qu'ils aillent se peindre sur la rétine.

Le seul remède à cette imperfection de la vue c'est de se servir de lunettes à verres convexes. Plus la presbytie est prononcée et plus la force convergente des lunettes doit être grande.

§ 3.

Strabisme.

Aussi nommé *loucherie*, *biglerie*, dépend du défaut de parallélisme entre les deux axes visuels des yeux ; ce qui a lieu lorsque les muscles d'un côté ont plus de force que leurs antagonistes, ou muscles du côté opposé. En général, le strabisme n'affecte qu'un œil, l'autre œil ne participe point à ce défaut. On distingue deux sortes de strabisme : le *convergent*, lorsque l'œil est dévié en dedans ; le *divergent*, lorsqu'il est porté en dehors.

Le plus souvent le strabisme se développe chez

les enfants au berceau, quand la lumière les frappe de côté; il est donc indispensable de ne laisser arriver la lumière qu'en face du berceau. Quelquefois les enfants de quatre à cinq ans s'amusent à loucher, et si ce jeu est fréquemment répété, ils en prennent l'habitude et finissent par être atteints de strabisme.

Pour combattre ce défaut, il convient d'exercer incessamment l'œil le plus faible à regarder un objet en face, de concert avec l'œil le plus fort. Une longue persévérance dans cet exercice finit par redresser l'œil dévié. Quand ce résultat n'a point lieu, on a recours aux masques qui ne laissent passer la lumière qu'en ligne directe sur la pupille. Enfin, lorsque ce second moyen n'aboutit pas au succès, il ne reste plus qu'à pratiquer la *ténotomie* ou section des muscles moteurs de l'œil affecté.

§ 4

Amblyopie.

Ce mot, tiré du grec, signifie affaiblissement de la vue : ce n'est point encore une maladie; mais elle est imminente, si l'on ne se hâte de la prévenir par le repos et les moyens que fournit l'art médical. On distingue l'*amblyopie diurne* ou *héméralopie*, et l'*amblyopie nocturne* ou *nyctalopie*.

§ 5.

Héméralopie, nommée aussi vue diurne. — Cécité nocturne.

C'est une névrose des organes de la vue qui ne permet de voir les objets que pendant le jour. Mais aussitôt le soir et la nuit arrivés, tous les objets semblent cachés sous un voile; il y a impossibilité de les distinguer. La même impossibilité existe à la clarté de la lune et à la lumière des bougies. La faculté visuelle revient au lever du soleil et disparaît à son coucher.

Cette affection peut se montrer sous les formes endémique et épidémique.

§ 6.

Nyctalopie ou vue nocturne, — Cécité diurne.

Cette névrose est l'inverse de l'héméralopie. Les sujets qui en sont atteints distinguent très-confusément les objets pendant le jour, tandis qu'ils les voient très-distinctement pendant la nuit, et aussi à la clarté de la lune et à la lumière des bougies.

Le séjour dans les ténèbres, dans les usines ou les cachots, est une des causes de cette maladie.

Le traitement de l'héméralopie et de la nyctalopie appartient au domaine de l'art médical.

§ 7.

Hémyopie ou vision de la moitié d'un objet.

Les sujets atteints de cette affection, n'aperçoivent point les objets dans leur entier; ils n'en distinguent que la moitié seulement. Ainsi, un hémyope regardant très-attentivement une statue, une fleur, un fruit, un vase, n'en pourra voir qu'une moitié ; tantôt c'est la moitié de droite, et tantôt c'est la moitié de gauche.

La marquise de Pompadour éprouva cette perversion de la vue, à la suite d'un refroidissement à la sortie d'un bal. Le comte d'Ujas éprouva pendant plus d'un   une hémyopie plus étrange : s'il regardait une femme, une mule, un chien il n'en apercevait que la moitié supérieure.

Plusieurs sujets, dans les hôpitaux, ont offert ces altérations visuelles, dont les causes ont été attribuées à l'ivresse, au narcotisme, aux congestions cérébrales. D'après quelques physiologistes l'hémyopie proviendrait de la décussation partielle des nerfs optiques.

§ 8

Diplopie ou vue double

Dans cette affection l'objet regardé se dédouble et l'on aperçoit deux objets au lieu d'un seul. La diplopie dépend de plusieurs causes : l'inégalité de la force réfringente dans l'un et l'autre œil, — le déplacement ou la lésion du cristallin, — une altération de la rétine, etc.

Cette affection ne peut se guérir qu'en détruisant la cause qui l'a produite.

§ 9.

Amaurose.

C'est la diminution, d'abord très-considérable, de la vue, et puis sa perte totale, sans qu'on aperçoive aucune lésion sensible des parties constituantes de l'œil ; c'est, à proprement parler, une paralysie de la rétine. La cause existe généralement dans le cerveau, et son traitement appartient à la médecine.

Les diverses altérations de la vue que nous venons de décrire sont, pour la plupart, des névroses bien caractérisées, ou dépendent d'un défaut d'équilibre dans les parties constituantes de l'œil. Quant aux maladies des yeux, par causes inflammatoires, et externes, nous nous bornerons à les énumérer. Plusieurs causes peuvent agir directement ou indirectement sur les organes de la vision : — Les contusions, — les brûlures, — les gaz et liquides irritants, caustiques · — les plaies, — les taches, taies, ulcères de la cornée, l'inflammation aiguë ou chronique de cette membrane. —La déviation du cristallin, et la perte de sa transparence par une cause interne : — les suppressions d'évacuation critique, — les métastases, c'est-à-dire le déplacement d'une inflammation d'un organe du corps et son transport sur les yeux, etc., etc. Enfin, la nombreuse famille des ophthalmies qui attaque tantôt les paupières, tantôt le globe de l'œil et souvent tous les deux à la fois. — L'ophthalmie qui revêt la forme épidémique et qui se communique avec une effrayante rapidité. — L'ophthalmie scrofuleuse, — blennorrhagique, dartreuse, papuleuse, purulente, etc., etc., dont la violence peut causer de graves désordres dans les fonctions de la vision, si on ne lui oppose un traitement aussi prompt qu'énergique.

Notre intention, en énumérant ces tristes maladies est, le cas échéant, de bien pénétrer le lecteur de la haute importance d'un traitement rationnel, qu'un homme de l'art est, seul, apte à diriger.

SECTION IV

OBSERVATIONS SUR L'OPHTHALMIE DANS L'INTÉRÊT DE TOUS LES LECTEURS.

Lorsqu'une personne est atteinte d'ophthalmie, surtout pendant les chaleurs de l'été, nous croyons qu'il est prudent de ne point l'embrasser, si c'est un parent ; de ne pas lui donner la main, si c'est un ami ; enfin, si c'est simplement une connaissance, de ne pas causer longtemps avec elle, et de ne point se placer dans la direction du vent qui passe sur sa tête. Dans tous les cas, il est prudent d'éviter de se servir des objets, ustensiles, meubles, linge, etc., dont un ophthalmique a fait usage. Pourquoi cette défense, demandera-t-on ? — Par la raison majeure que la plupart des ophthalmies sont contagieuses. Le contact des lèvres, des mains, du linge et objets divers qu'un ophthalmique a touchés, peut vous inoculer sa maladie. Ce que nous avançons là n'est pas une chimère, c'est un fait que l'expérience confirme tous les jours.

Une personne, bien portante, éprouve tout à coup et sans cause connue, une douleur dans les yeux; elle se demande d'où ce mal peut provenir? Hier j'étais en parfaite santé, dit-elle, je n'éprouvais aucune gêne, aucune fatigue de la vue; aujourd'hui mes yeux sont enflammés, larmoyants, douloureux; comment cela s'est-il fait?... c'est bien étrange...

Le médecin est appelé; il constate une ophthalmie à son début. Interrogé par le malade sur la cause occasionnelle, il donne une réponse peu satisfaisante; si l'ophthalmie règne épidémiquement, la cause est alors toute trouvée. Dans le cas contraire, elle reste inconnue. Mais, comme il n'y a point d'effet sans cause, il est très-probable que la cause déterminante se trouve dans une de celles que nous venons de signaler. Pendant de longues années j'ai colligé des observations fort curieuses sur ce sujet, qui n'ont fait qu'affermir ma conviction. — Je n'en citerai qu'une :

Observation d'une ophthalmie contagieuse.

Une dame, amie d'enfance, que je voyais fréquemment, avait pour cuisinière une fille de

vingt-cinq ans, forte, alerte et d'une belle santé.
Depuis longtemps, cette fille allait s'approvision-
ner chez une marchande de comestibles, sa *payse*,
également fraîche et bien portante. Un jour, la
dame ayant quelques amis à dîner, dit à sa cuisinière d'acheter des primeurs qu'elle lui désigna.
Celle-ci étant revenue, sans les primeurs, répondit à sa maîtresse qui lui en demandait la raison :

Madame, notre pauvre marchande est alitée depuis deux jours, pour un grand mal d'yeux ; elle
n'a pu aller faire ses provisions, mais elle m'a indiqué où je trouverais ce que vous demandez. Puis,
elle ajouta, que la malade lui avait montré son œil
qui était gonflé et tout sanglant.

A trois jours de là notre robuste cuisinière
éprouva une ardeur dans les yeux ; bientôt de vives douleurs se firent sentir ; les paupières se tu-
méfièrent, le globe de l'œil s'injecta de sang ;
l'ophthalmie était déclarée !

Le surlendemain, la maîtresse sentit à son tour,
comme un gravier dans l'œil droit ; elle eut beau
interroger la glace pour découvrir et extraire le
corps étranger qui la gênait ; il n'en existait
aucun. Mais les artérioles du globe de l'œil
étaient engorgées, la paupière était tuméfiée,
tombante, les larmes coulaient,- des douleurs
lancinantes se faisaient sentir. On se hâta d'aller
quérir le médecin, qui arriva bientôt et déclara à
la dame qu'elle était atteinte d'une ophthalmie
assez grave. Le mal attaqué vigoureusement par
trois moyens différents, les sangsues, les ventou-

ses et les vésicants, ne put progresser et avorta dès son début. La pauvre cuisinière qui n'avait pas été traitée aussi énergiquement, n'obtint sa guérison qu'après quarante jours.

Mais, la contagion ne se bornait pas à ces deux personnes. D'après les renseignements pris, chez la marchande de comestibles, quatre autres servantes avaient été contagionnées dans son magasin, et deux d'entre elles avaient communiqué la maladie à leurs maîtres et à quatre de leurs enfants ; en tout douze personnes !... Et, cependant, d'après les médecins nosographes, l'ophthalmie de la marchande de comestibles, n'offrait aucun des caractères de l'ophthalmie dite contagieuse...

Dans le quartier qu'habitait la marchande de comestibles, il n'y eut d'atteintes que les personnes qui avaient eu communication avec elle ; donc l'ophthalmie n'était pas épidémique, mais elle était éminemment contagieuse. Ne ressort-il pas de cette observation, qu'on ne saurait trop prendre de précautions vis-à-vis des personnes affectées d'ophthalmie ?

Nous ajouterons que souvent on gagne le mal d'yeux, en portant ses doigts à ces organes, après avoir touché des objets malpropres : la monnaie de billon par exemple, qui passe dans tant de mains sales, dégoûtantes, qui est souvent incrustée d'ordures, et quelquefois souillée de crasse provenant de mucosités virulentes, ne peut-elle pas être une cause d'infection ? Nous engageons le lecteur à y prêter une sérieuse attention.

SECTION V

EXALTATION DU SENS DE LA VUE.

Dans certains cas particuliers, où le cerveau vivement excité, transmet aux nerfs optiques un surcroît de fluide nerveux, la fonction de ces nerfs peut être doublée, décuplée même! Le sens de la vue arrive alors à un degré de puissance étonnante, prodigieuse... mais, cet état anormal ne saurait être que passager, et plus tard, un affaissement plus ou moins profond lui succède. Nous citerons deux exemples.

§ 1.

Télescopie ou faculté de voir à d'énormes distances.

Le physiologiste Vanddéghen rapporte qu'un jeune sujet de vingt-cinq ans, employé dans un phare de Hollande, apercevait les navires à trois lieues en mer. Le capitaine du port voisin voulut vérifier le fait; il dépêcha donc une goëlette avec ordre de faire dix signaux, à cinq minutes de distance les uns des autres, et de les consigner sur un registre. L'expérience fut faite; l'employé, debout sur la terrasse du phare, entouré de quelques curieux, indiqua les signaux qu'il voyait, jusqu'au dernier. Alors, il dit aux personnes présentes :

Maintenant la goëlette a déployé toutes ses voiles, elle se dirige à tout vent sur nous.

En effet, le navire ne tarda pas à arriver ; on consulta le registre, et toutes les personnes présentes s'assurèrent de leurs yeux et furent convaincues que les signaux notés sur le registre étaient identiques à ceux annoncés par l'employé.

§ 2.

Vue télescopique.

Voici un autre fait non moins curieux.

Déjà plusieurs fois, un villageois avait dit à ses compères, en montrant la flèche élancée du clocher de l'église : j'aperçois sur cette flèche de petits moucherons qui voltigent autour, puis se reposent comme s'ils étaient fatigués.

Les paysans riaient, croyant que maître Pierre faisait une plaisanterie.

Un beau jour que le villageois tenait le même langage à un groupe de paysans debout près de lui, un de ceux qui l'écoutaient lui dit :

— Tenez, maître Pierre, vous êtes un farceur et voulez vous moquer de nous ; c'est ce que nous allons voir. Je gage cette pièce de cinq francs toute neuve, que vous ne distinguez pas ce que mon petit va vous montrer au haut du clocher ?

— Maître Jean, ne gagez pas, vous perdriez.

— Ah ! vous reculez ; je vous y prends cette fois.

— Vous y tenez, maître Jean ?

— Assurément, et beaucoup.

— Eh bien, je tiens votre pari.

Maître Jean prit son fils à l'écart et lui dit quelques mots à l'oreille.

L'enfant courut aussitôt vers la tour du clocher, monta l'escalier, et parut bientôt sous le dôme de la campanille, tenant un objet dans sa main.

— Voyons, maître Pierre; si vos yeux de lynx ne vous font pas défaut aujourd'hui, dites-nous ce que montre l'enfant?

— Parbleu! ça n'est pas malin, tout le monde peut le voir.

— Alors, pourquoi hésitez-vous?

— Moi, hésiter... mais, je vois le petit livre que votre gamin tient dans sa main gauche, aussi clairement que je vous vois en ce moment.

— Le livre est-il ouvert ou fermé?

— Il est ouvert...

— Puisqu'il est ouvert, il ne vous sera pas difficile d'y lire, à vous qui comptez les mouches. sur la flèche.

— Vous craignez maintenant de perdre votre gageure; avouez-le, maître Jean?

— Oui-dà! allez toujours, vous n'avez pas encore gagné, maître Pierre. Rira bien qui rira le dernier.

— Votre enfant tient mal le livre; de plus il lui imprime des mouvements qui m'empêchent de lire.

— Ha! ha! je vous tiens cette fois, maître Pierre, la perte de la gageure vous ôtera l'envie de faire des contes que vous nous donnez pour des histoires.

— Pas si vite, maître Jean, je n'ai pas encore perdu.

— Lisez donc?

— Quand votre petit se tiendra tranquille et me présentera le livre de manière à pouvoir lire.

Un des paysans, témoin de ce dialogue, se détacha du groupe, et dit à maître Pierre qu'il allait monter au clocher pour remplacer l'enfant.

Quelques instants après le paysan avait pris le livre des mains de l'enfant, et le présentait immobile à maître Pierre. Ce livre était un catéchisme.

— A la bonne heure, dit maître Pierre, maintenant je puis lire. Aussitôt il lut, sans hésiter, une prière qui occupait la moitié de la cinquième page.

Maître Jean n'y pouvait croire et pensait que son compère débitait une prière qu'il savait par cœur; il fit signe au paysan d'ouvrir le livre à un autre endroit, ce qui fut immédiatement exécuté.

— Voyons, maître Pierre, essayez encore de lire?

— Cela ne me sera pas plus difficile que la première fois; et il lut aussitôt les commandements de l'Église.

Maître Jean commençait à changer de couleur et à s'inquiéter de sa gageure. Liriez-vous encore, maître Pierre?

— Mais, sans doute; je lirai le livre entier si vous l'exigez.

A un nouveau signe de maître Jean, le paysan du clocher ouvrit le livre à un troisième endroit. Maître Pierre lut d'un bout à l'autre, les sept péchés capitaux, et s'attira l'admiration de tous ceux qui étaient présents.

Alors, l'incrédulité de maître Jean fit place à la crainte de perdre; il chercha des faux-fuyants pour annuler la gageure; mais les paysans le condamnèrent. Cependant, il ne se tint pas encore pour battu; il prétendit que maître Pierre avait lu dans sa mémoire ce qu'il venait de débiter; qu'il voulait s'assurer par ses yeux, si cela était réellement dans le livre.

Le paysan étant descendu du clocher remit à maître Jean le livre aux pages duquel il avait fait des cornes, pour indiquer les endroits présentés à maître Pierre.

Devant cette preuve irrécusable maître Jean fut forcé de s'exécuter; il remit en soupirant sa belle pièce neuve à maître Pierre; mais celui-ci ne voulut pas en profiter seul; il invita tous les paysans présents à venir se rafraîchir au cabaret.

SECTION VI

MICROSCOPIE OU FACULTÉ DE VOIR LES INFINIMENT PETITS.

Le fait suivant est raconté par un des principaux imprimeurs de Paris.

Un jeune homme de vingt ans, compositeur d'imprimerie, apercevait toujours sur les caractères dont il se servait, des bosselures, des nœuds, des rayures, des dépressions, des cassures, enfin, beaucoup d'autres défauts imperceptibles aux yeux des autres ouvriers imprimeurs. Comme c'était un sujet maigre, nerveux, sombre de caractère, on le prenait pour un maniaque, et ses camarades riaient ou haussaient les épaules de ses boutades.

Un jour que le patron imprimeur causait dans son cabinet avec un professeur de botanique, on vint à parler des *infiniment petits*, et de l'utilité d'un bon microscope, pour découvrir des choses admirables, merveilleuses qui resteraient toujours cachées à l'homme, sans le secours de cet instrument (1).

Il vint à l'idée de l'imprimeur de dire au savant qu'il existait, dans son imprimerie, un ouvrier dont les yeux seuls voyaient aux caractères des imperfections que les autres compositeurs n'apercevaient point. Le professeur pria le patron de lui présenter ce rare sujet. On fit venir le jeune homme. Le savant sortit un portefeuille de sa poche et en tira un morceau de verre sur lequel on ne voyait rien.

— Mon ami, dit le botaniste au jeune compositeur, pourriez-vous me dire si vous apercevez quelque chose sur cette lame de verre?

Le jeune homme, après l'avoir examinée s'écria :

(1) Voyez dans notre ouvrage : *Les Parfums et les fleurs*, l'histoire des végétations microscopiques et les curieux phénomènes qu'elle offre à l'observateur.

— Oh! c'est fort curieux... je ne m'en serais jamais douté... Des herbes, des prairies, des arbres en feuilles, des arbustes chargés de fleurs; une forêt sur un point de ce verre... C'est incroyable... et il se mit à considérer de nouveau ce phénomène qui le saisissait d'étonnement.

— Veuillez regarder, monsieur, dit-il au professeur, c'est vraiment admirable!

Le professeur sortit un microscope de son étui et le présentant au maître imprimeur :

Tout ce que vient de dire Monsieur, est l'exacte vérité ; ses yeux sont doués d'une puissance visuelle dont nous sommes privés. Regardez avec cet instrument, vous serez étonné de même que votre compositeur.

L'imprimeur distingua, en effet, au moyen du microscope, toutes les particularités décrites par son ouvrier. Il resta stupéfait, émerveillé de ce qu'il voyait sur un point de cette lame de verre.

Je vous remercie, dit-il au professeur, de m'avoir initié à la nature microscopique dont je n'avais nulle idée. Je croirai désormais que les jouissances qu'offre la science sont bien supérieures à celles que procure la fortune.

SECTION VII

ANTIPATHIES DE LA VUE.

Une antipathie des plus bizarres est celle que cite le professeur Thouvenel, dans son cours de physiologie.

Un vieux capitaine, endurci par vingt-cinq années de services et vingt années de campagnes; un vieux grognard, selon l'expression soldatesque, qui restait impassible à la vue d'un champ de bataille couvert de cadavres horriblement mutilés, ne pouvait s'empêcher de frissonner toutes les fois que ses yeux rencontraient une boucle d'oreille suspendue à l'oreille d'un homme. Cette parure chez la femme ne lui causait aucune émotion; il pouvait même la regarder sans rien éprouver de désagréable; mais aux oreilles d'un homme, il frissonnait, il en avait la chair de poule.....

Dans la même ville habitée par ce capitaine, se trouvait un autre militaire âgé, mais très-vigoureux, qui ne pouvait supporter la vue d'un de ces petits et innocents lézards qui se chauffent au soleil du printemps, sans éprouver une frayeur convulsive, à la suite de laquelle survenait un tremblement nerveux d'assez longue durée. — Sa fille a hérité de cette antipathie; elle se trouve mal à la vue du plus petit lézard.

SECTION VIII

HALLUCINATION DE LA VUE.

L'hallucination peut être définie : la représentation d'objets qui n'ont point d'existence réelle. Le stimulus n'existe qu'au cerveau et point dans le monde extérieur; c'est, en un mot, la perception d'une image illusoire; c'est une espèce de rêve en pleine veille.

Un système nerveux très-impressionnable, de vives émotions, les méditations prolongées, les chagrins, la crainte, l'espoir et toutes les stimulations morales excessives, sont des causes d'hallucinations. C'est toujours parmi les sujets nerveux, hystériques, hypochondriaques, faibles, crédules, imbus d'idées superstitieuses, qu'on rencontre les hallucinés. Les hallucinations de la vue sont généralement plus fréquentes que celles des autres sens, parce que c'est le sens le plus constamment en action.

Les hallucinations des yeux ont presque toujours des rapports, plus ou moins intimes, avec les préoccupations actuelles du sujet. Les images reproduites sont, tantôt nettes, bien dessinées, et tantôt morcelées, confuses; elles persistent pendant un temps plus ou moins court, puis disparaissent. Lorsque c'est dans l'obscurité que l'hallucination se produit, un rayon de lumière suffit pour la dissiper; si c'est pendant le jour, un clignottement de paupières la fait évanouir aussitôt.

Il est néanmoins certaines hallucinations qui persistent plus longtemps; ce sont particulièrement celles du tact et de l'ouïe, dont nous nous occuperons dans les chapitres suivants.

§ 1.

Hallucination de la vue par suite de frayeur.

Une jeune fille de seize ans avait failli, pendant son sommeil, être victime d'un incendie. Depuis ce sinistre, chaque nuit, lorsqu'elle se réveillait, elle apercevait des flammes tourbillonner autour d'elle. Saisie d'effroi, pâle et tremblante elle se levait en criant au secours !.... Ses parents arrivaient, en toute hâte, pour la rassurer ; ils avaient beau lui dire que tout était calme dans la maison, qu'elle était sous l'influence d'un cauchemar, suite de sa première frayeur, l'hallucination n'en persistait pas moins et se renouvelait chaque nuit.

Un médecin physiologiste consulté, répondit aux parents que leur fille offrait les symptômes d'une exaltation nerveuse dont il ne pouvait prévoir la durée ; qu'il pensait que la médecine pharmaceutique serait plutôt nuisible qu'utile ; il ajouta que la cohabitation avec un sujet que la jeune demoiselle aimerait était très-probablement le seul moyen de guérison.

Mais, les parents trouvant leur fille trop jeune, ne tinrent pas compte des conseils du médecin ; les mêmes phénomènes se renouvelèrent chaque nuit avec une désolante persistance. Enfin, craignant que l'état de leur fille empirât et finît par altérer profondément sa constitution, ils se décidèrent à lui chercher un parti. Le mariage se fit promptement et sous des auspices favorables. Du

jour où il fut consommé les flammes de l'amour
éteignirent complétement celles de l'hallucination.

§ 2.

Hallucination par cause d'amour.

Un jeune étudiant en droit, à peine sorti de sa
dix-huitième année, s'éprit subitement d'une passion si violente pour une aimable artiste d'un
théâtre de Paris, qu'il faillit en devenir fou ! Il
n'avait plus qu'une seule pensée, celle de son
amour ; qu'un seul désir, celui de le savoir par-
tagé. Ses livres, il ne les lisait plus ; une douce
rêverie lui faisait oublier ses études ; il était
incapable du plus léger travail d'esprit. Souvent
il passait de longues heures, blotti dans un enfon-
cement de rue, pour attendre et voir passer l'objet de sa passion . Lorsqu'il l'apercevait, son cœur
multipliait ses battements et bondissait à briser sa
poitrine ; un frisson courait par tout son corps avec
la rapidité de l'éclair ; puis, il brûlait ; il éprouvait un tressaillement général et restait sur place,
immobile, comme pétrifié ! La vie semblait avoir
quitté le corps pour se fixer au cerveau ; c'était
l'extase accompagnée d'une ineffable expression
de bonheur.....

A la suite de ces mouvements nerveux, le jeune
étudiant tombait dans une prostration de forces
qui lui rendait tout mouvement impossible. Pendant cet état d'anéantissement de forces muscu-

laires, l'exaltation cérébrale se développait avec intensité et arrivait au degré de l'hallucination. Alors, le jeune amoureux voyait, devant lui, le charmant objet de son martyre ; l'objet idolâtré qui lui promettait de si enivrantes voluptés..... il lui tendait les bras ; il voulait s'élancer..... mais ses pieds étaient attachés au sol ; il faisait de vains efforts..... il voulait lui parler..... mais les organes de sa voix se trouvaient paralysés..... ô douleur !.... Toute manifestation extérieure de son amour lui devenait impossible.... il restait les yeux fixes, la bouche à demi ouverte, les lèvres brûlantes et les traits épanouis devant cette gracieuse image de jeune femme qu'il voyait debout en face de lui.....

Après quelques minutes, l'hallucination perdait de son intensité, la jeune femme semblait se délayer dans l'air et s'effaçait complétement. Le pauvre étudiant sortait alors de son extase, brisé, courbaturé, se frottait les yeux, poussait un long soupir et se jetait sur un canapé, afin de réparer par quelques heures de repos, les pertes nerveuses que lui avait occasionnées la douce hallucination.

Ces phénomènes se renouvelaient assez fréquemment pour fatiguer le jeune étudiant et porter atteinte à sa santé : sa maigreur augmentait chaque jour, ses forces étaient épuisées...

Un ami écrivit à son père, habitant la province, et l'avisa de l'état déplorable où se trouvait son fils. A peine la lettre reçue, le père inquiet partit immédiatement pour Paris, et, le soir même, ramena le pauvre enfant dans sa famille.

Le médecin de la maison, après avoir minutieusement exploré et questionné le jeune homme, devina la cause du mal et en reçut l'aveu. Il alla de suite trouver le père et lui dit : — Si vous tenez à la vie de votre fils, arrachez-le sur-le-champ à la funeste influence qui le domine. Il n'y a qu'un voyage de distraction et de plaisir, qui puisse le retirer de l'abîme où il est plongé... Trouvez un ami qui lui fasse visiter les principales villes d'Italie et, dans quelques mois, vous vous applaudirez d'avoir suivi mon conseil.

Le père mit aussitôt à exécution l'ordonnance du médecin; le jeune homme partit le lendemain, accompagné d'un ami sûr, et revint au bout de trois mois, sain de corps et d'esprit.

Il y aurait un fort curieux volume à écrire sur les hallucinations de la vue; mais, ce n'est point ici notre tâche. Il nous suffira de dire que ces hallucinations sont beaucoup moins rares qu'on ne le pense et dépendent toujours d'une lésion cérébrale, hormis les cas rares où la lésion est localisée à la rétine.

Parmi les hallucinés de la vue, les uns voient en beau, les autres en laid. — Ceux-ci éprouvent du plaisir; ceux-là de la douleur, ainsi que le démontrent les deux observations précédentes. — Quelques-uns offrent sur leurs traits l'expression de la béatitude; chez beaucoup d'autres la contraction des muscles du visage annonce la crainte, la terreur. Pour les premiers les objets sont gracieux, charmants, tandis que pour les seconds, ils sont au contraire hideux, effrayants (1). Telles sont les hallucinations de la vue.

(1) Voyez dans notre ouvrage : *Les mystères du sommeil*, une hallucination infernale des plus extraordinaires, où se déroulent, avec une saisissante vérité, toutes les circonstances du drame le plus émouvant. — 1 volume, 3 fr., chez Dentu, éditeur, Palais-Royal, galerie d'Orléans, à Paris.

CHAPITRE VI

Liée intimement à la parole, l'ouïe doit être considérée comme un des plus précieux instruments qui nous mettent en rapport avec le monde physique et moral. On pourrait nommer l'ouïe le sens par excellence, puisque c'est par ce sens que les idées exprimées arrivent à l'esprit.

C'est au moyen de l'ouïe que les hommes se communiquent leurs besoins, leurs peines, leurs plaisirs, toutes leurs sensations; — que la parole éloquente amène la conviction, provoque l'enthousiasme; — que la musique et la poésie nous ravissent, nous enchantent, et que, selon leur genre, leurs modes, leurs rhythmes, elles font glisser sur nos nerfs les ravissements du ciel ou les tortures de l'enfer... C'est pourquoi l'aveugle est moins à plaindre que le sourd. Le premier reçoit les communications d'autrui et transmet ses sensations avec autant de facilité que de précision ; il est généralement disposé à la gaîté, au plaisir... — Le second, au contraire, étranger aux communications d'autrui, se concentre en lui-même et vit en dehors des bruits du monde ; on le voit promener autour de lui des regards inquiets, étonnés qui donnent à sa physionomie un caractère spécial. Si le sourd ne sait se distraire par des occupations ou des travaux appropriés à son état physiologique, la tristesse, l'ennui ne tardent pas à s'emparer de sa personne ; son moral s'assombrit, il s'isole de plus en plus, et arrive bientôt à la misanthropie.

Cette courte comparaison suffit pour prouver la haute importance de l'ouïe ; bien à plaindre les personnes qui en sont privées...

SECTION I

DES DIVERSES PIÈCES COMPOSANT L'APPAREIL AUDITIF.

Ces pièces sont nombreuses et admirablement disposées pour la fonction qu'elles ont à remplir. L'organe de l'ouïe se compose de trois parties : l'oreille externe, — l'oreille moyenne et l'oreille interne.

1° **Oreille externe.** — Elle comprend le pavillon et le conduit auditif externe.

Le *pavillon* présente plusieurs saillies et enfoncements qui ont reçu les noms de *Hélix, rainure de l'Hélix, anhélix, fosse naviculaire, anti-*

tragus et *conque;* au devant de la *conque* est le *tragus*, et au-dessous le *lobule* qui termine inférieurement l'oreille. C'est le milieu du lobule qu'on perce pour passer les boucles d'oreilles (1).

Les peuples sauvages traversent le lobule par divers objets bizarres, on y suspendent des ornements fort lourds qui le tiraillent et lui font acquérir une longueur démesurée. Chez les peuples civilisés, une semblable coutume existe, moins exagérée, quant au volume et au poids des ornements, mais généralement adoptée. Les femmes égarées sur les vrais principes de la beauté, gâtent les dispositions de la nature, sans y rien ajouter d'avantageux. Les anciens Grecs, ces grands appréciateurs de la beauté physique, se sont bien gardés d'ajouter des ornements aux oreilles de leurs Vénus.

Le conduit auditif externe commence au fond de la conque ; il se dirige obliquement de dehors en dedans ; sa longueur est de 10 à 12 lignes ; une membrane muqueuse tapisse son intérieur, et son fond est bouché par la membrane du tympan, qui se tend et se détend au moyen d'un petit muscle.

(1) Il faut croire que, chez nous, la nature a été contrariée dans le principe, sous le rapport de la belle conformation de l'oreille externe : car, pour une oreille bien faite on en rencontre des milliers de mal faites, et souvent d'affreuses !... On voit des oreilles si mal conformées, qu'elles en sont hideuses... C'est particulièrement dans les classes inférieures de la société que cette imperfection est plus générale.

2° Oreille moyenne ou *Caisse du tympan*. — L'oreille moyenne, ainsi que nous venons de le dire, est séparée du conduit auditif externe par la membrane du tympan. — La caisse du tympan contient quatre osselets tirant leurs noms de la forme qu'ils revêtent : le *marteau*, *l'enclume*, *l'étrier* et *le lenticulaire*. — Le manche du marteau adhère au tympan par l'une de ses extrémités : la tête du marteau repose sur l'enclume, et celle-ci s'appuie sur la partie supérieure de l'étrier. Un conduit très-ténu, appelé *trompe d'Eustache*, établit une communication entre la caisse du tympan et l'arrière-bouche. L'orifice de ce petit conduit s'aperçoit dans les replis de la membrane muqueuse de l'arrière-gorge ; sa fonction est de renouveler l'air dans la caisse du tympan.

La caisse tympanique est percée de deux trous qui la mettent en communication avec l'oreille interne. L'un de ces trous s'appelle *fenêtre ronde*, et s'ouvre dans le *limaçon* ; l'autre nommée *fenêtre ovale* aboutit au *vestibule*. Ces deux petites ouvertures sont recouvertes d'une fine membrane, afin de modifier l'intensité des sons et de protéger le nerf acoustique.

3° Oreille interne ou *Labyrinthe*. — Cette troisième partie de l'appareil auditif, plus compliquée que les deux premières parties, se divise en trois pièces ; l'une antérieure, — *le limaçon* ; l'autre postérieure — les *canaux semi-lunaires* ; et la troisième, placée au centre — le *vestibule*.

1° Le *vestibule* occupe toute la partie moyenne de

l'oreille interne ; sa forme est irrégulière, sa capacité variable.

2° *Le limaçon*, ainsi nommé à cause de sa forme, présente deux conduits parallèles, roulés en spirale et faisant deux tours et demi. Ces conduits, désignés sous le nom de *rampes*, s'ouvrent, l'un dans l'oreille moyenne, l'autre dans le vestibule. Leur rôle est, probablement, de modifier, d'atténuer la violence des sons.

3° Les *canaux semi-lunaires*, au nombre de trois : deux sont verticaux ; le troisième est horizontal ; leur rôle est de recevoir les ondes sonores transmises par la chaîne des osselets.

C'est dans le labyrinthe que viennent s'épanouir les ramifications des nerfs auditifs ou accoustiques.

Avant d'aller plus loin, nous donnerons, sur le **son**, quelques notions générales et relatives à la question qui nous occupe.

SECTION II

DU SON. — SA FORMATION ET SES DIVERS MODES DE PROPAGATION.

Le **son** peut être défini : Vibrations d'un corps par la percussion ou le frottement. Mais, pour que ces vibrations soient entendues, il est besoin d'un milieu, d'un véhicule qui les porte à nos oreilles. Ce véhicule c'est l'air, qui entre lui-même en vibration au contact des corps sonores.

Le son se propage non-seulement dans les milieux gazeux, mais aussi dans les milieux liquides et dans les milieux solides, avec cette différence que sa vitesse n'est point la même. Ainsi, dans une atmosphère tranquille le son parcourt 333 mètres par seconde; — 1,400 mètres dans l'eau; et dans les corps solides, comme le bois, les métaux, — 3,000 à 3,500 mètres.

Toute vibration produit un ébranlement de l'air; mais la faculté d'ouïr le son a ses limites. Lorsque le nombre des vibrations est inférieur à 32 vibrations par seconde, l'oreille ne perçoit plus le son : c'est la limite des sons graves, pour nos oreilles.

Lorsque le nombre des vibrations est supérieur à 70,000 par seconde, le son n'est plus entendu que comme bruit, sans qu'on puisse en apprécier le degré d'élévation : c'est la limite des notes aigues sensibles.

En résumé, lorsqu'un corps élastique est mis en vibration, ses molécules éprouvent des mouvements oscillatoires qui se transmettent aux couches d'air ambiant, et les font vibrer à l'unisson. Exemple : on frappe une cloche ; la percussion fait sortir de leur repos les molécules du métal qui entrent aussitôt en vibrations; ces vibrations se communiquent instantanément à l'air et parviennent de même aux nerfs de l'ouïe qui nous en donnent la sensation. Pour ce qui regarde la théorie des sons musicaux, nous renvoyons à notre **Hygiène de la voix**, où cette question est traitée avec des développements et des détails accessibles à toutes les intelligences.

SECTION III

RÉSUMÉ DU MÉCANISME DE L'OUÏE PAR RAPPORT AUX SENS.

L'air, véhicule des sons, entre par le conduit auditif externe ; les ondulations sonores frappent le tympan ; les ébranlements reçus par la membrane tympanique sont transmis, par deux voies, aux nerfs auditifs : l'une, par la fenêtre ronde ; l'autre, par la chaîne des osselets. Voici comment : le *marteau*, mû par un petit muscle, frappe l'*enclume*, et celle-ci frappe l'*étrier*. La base de ce dernier communique l'ébranlement sonore dans le vestibule au moyen de la petite membrane qui ferme la fenêtre ovale. Du vestibule cet ébranlement se propage aux canaux semi-circulaires et aux rampes du limaçon ; puis enfin, aux ramifications du nerf acoustique qui l'apporte au cerveau, où a lieu la perception des sons.

Ainsi que le remarquera, sans doute, le lecteur attentif, cet admirable mécanisme n'est pas aussi compliqué qu'il paraît l'être de prime-abord. Chaque pièce possède une forme et occupe une place qui la rend auxiliaire de ses voisines. Toutes ces pièces réunies concourent au même but ; une d'elles vient-elle à faire défaut ou à être détournée de sa fonction, par un accident quelconque, le sens de l'ouïe est altéré, suspendu ou supprimé plus ou moins complétement. Or, comme ce sens tient le premier rang dans les choses de la vie, on ne saurait trop veiller à sa bonne conservation.

SECTION IV

EXALTATION DE L'OUÏE.

Dans certaines névroses sensorielles, lorsque le nerf acoustique est directement atteint, on remarque un développement de sensibilité des organes auditifs des plus extraordinaires. Ainsi, plusieurs individus ont offert, pendant des mois entiers, une excessive délicatesse de l'ouïe, à tel point que le plus léger bruit les irritait; et pour peu que ce bruit fût continué, ils éprouvaient des frissons et des mouvements convulsifs.

Télécousie ou audition des sons à d'énormes distances.

L'observation suivante nous a été fournie par un chirurgien militaire.

Un chef de musique, d'un tempérament nervo-bilieux, prétendait entendre les sons musicaux à des distances incroyables. Un jour qu'il parlait de cette étrange faculté, en présence de plusieurs officiers incrédules sur ce point, on résolut de faire une expérience pour s'en assurer.

Le dimanche suivant, c'était la fête d'un village voisin, distant de cinq kilomètres de la ville où les officiers tenaient garnison. Le maire avait demandé au colonel et obtenu six musiciens pour faire danser la jeunesse du village. — Les officiers, dont nous venons de parler, firent venir les six musiciens afin de s'entendre avec eux pour que l'expérience ne laissât rien à désirer.

On convint que les six musiciens commenceraient à jouer à telle heure ; qu'ils exécuteraient les différents airs de danse dans l'ordre arrêté entre eux : contredanses — polkas — valses — portant chacune son nom et son numéro d'ordre.

Le dimanche arrivé, les six musiciens se rendirent au village : ils exécutèrent ponctuellement tout ce qui avait été convenu. — Le chef de musique, placé à une croisée de sa chambre, l'oreille au vent, écoutait et recueillait les sons qui lui arrivaient du village.

A quatre heures et demie sonnant : — Voilà qu'ils commencent, dit-il, par telle contredanse, et continuent par telle autre.... Les maladroits ! ils ont mal attaqué cette jolie polka dite : *Les fleurs*... Maintenant, ils se reposent.... Ah ! les voilà qui recommencent... Pourquoi jouent-ils les mêmes morceaux que tout à l'heure ?.... Le Piston va trop fort ; il couvre sans relâche les autres instruments... Bon ! — Voilà qu'ils jouent ma valse favorite... (Avec un geste d'impatience). Oh ! les barbares !.... ils défigurent ma musique... les *piano* et les *forte* sont mal observés, les *piqués* et les *coulés* ne sont point à leur place ; les *crescendo* sont à peine sensibles, ils ne font ressortir aucune des délicates nuances de ce morceau... Les barbares ! si j'étais près d'eux comme je les réprimanderais...

Le chef de musique monologua ainsi pendant plus d'une demi-heure.

Lorsqu'un des officiers qui avait accompagné au village les six musiciens fut de retour près de ses camarades, il leur lut tout ce qu'il avait consigné sur son carnet, relativement à l'expérience ; ses indications se rapportaient exactement à celles qu'avait prises un des officiers, resté près du chef de musique.

Distinguer aussi nettement des sons à cinq kilomètres de distance, est-ce possible, demandera-t-on ?

On peut répondre : c'est, en effet, bien extraordinaire ; c'est inexplicable ; mais impossible, non, il n'y a d'impossible que l'absurde.

L'observation du chirurgien militaire se termine ainsi :

Peu de temps après, ce chef de musique fut forcé d'interrompre son service et d'entrer à l'hôpital, pour une névrose cérébrale, dont les phénomènes étaient différents de ceux sus-mentionnés. La *télécousie* avait été remplacée par une *hypercousie*, c'est-à-dire par une sensation fort douloureuse des sons, même les plus faibles. Ainsi, le froissement d'une robe de soie, l'agitation du feuillage par le vent lui arrachaient des cris de douleur. Et par une de ces inexplicables bizarreries physiologiques, les bruits les plus violents, tels que ceux du canon, du tonnerre, ne produisaient sur lui aucune sensation désagréable.

Sorti de l'hôpital, sans aucune amélioration sensible, ce chef de musique voulut essayer les remèdes de bonnes femmes, toujours infaillibles, mais qui jamais ne guérissent ; heureux encore l'être crédule, lorsqu'ils n'aggravent point ses maux. N'ayant rien obtenu de ce côté, il se livra aux mains des charlatants qui exploitent la crédulité publique par des réclames de journaux. De cet autre côté encore il fut déçu. La maladie au lieu de diminuer, empira. Une otorrhée, ou écoulement sanieux du conduit auditif, se déclara, et, après une année de souffrances, le malheureux expira !....

SECTION V

HYPERCOUSIE.

Ce mot désigne une perversion de l'ouïe, causée par une névrose du nerf acoustique. Les individus qui en sont atteints ressentent un choc douloureux de certains bruits et sons très-faibles qui passent inaperçus aux oreilles des autres. Les bruits les plus stridents au contraire, paraissent à peine les affecter. Cette névrose offre les cas les plus étranges qu'on puisse voir. Tantôt le nerf auditif grossit les sons au point de ne pas les rendre supportables ; tantôt il opère la diffusion des bruits les plus formidables; il les délaie, pour ainsi dire, de manière à ne laisser percevoir qu'un léger bourdonnement. — D'autrefois, il les dénature : il adoucit les sons aigres, rend aigres les sons graves, et *vice versa*.

On cite des sujets pour qui le simple froissement de l'air, par la pluie, imitait les grondements du tonnerre; tandis que pour d'autres les éclats retentissants de la foudre équivalaient à peine aux sons d'une grosse caisse.

SECTION VI

DE LA DYSÉCÉE OU DIFFICULTÉ, FAIBLESSE, DURETÉ DE L'OUÏE.

On a donné le nom de *dysécée* à un commencement d'altération de la faculté auditive. Au début, l'audition est moins nette, mais c'est si peu appréciable qu'on n'y prête pas attention. La cause agissant toujours, l'affection fait des progrès; l'ouïe faible d'abord, devient ensuite dure; on s'aperçoit alors qu'on entend plus difficilement. On ne saurait combattre trop promptement et avec énergie ce premier trouble de l'audition; car la dysécée est presque toujours le symptôme précurseur de la surdité. Nous en citerons quelques cas.

Observation Ire.

Un artilleur dont le tympan avait, sans doute, été lésé par les explosions des engins de guerre, était depuis plusieurs années affecté d'un bourdonnement interrompu, de temps à autre, par de petites explosions lointaines, semblables à des coups de mousquet ; il les entendait très-distinctement et pouvait les compter. Ce phénomène durait depuis cinq années consécutives, lorsque tout à coup il fut remplacé par un bruit sourd, confus, qui l'incommodait beaucoup et qui gênait l'audition au point de rendre les cris poussés à son oreille presque insaisissables. La difficulté de l'ouïe alla toujours en augmentant, et, quelques mois après l'invasion de ce second phénomène, il devint complétement sourd.

Observation II

Une jeune villageoise, robuste et bien portante, ne tenant point compte des avis de sa mère, traversa, nu-pieds, un ruisseau dont l'eau glacée arrêta subitement son flux menstruel, déclaré depuis deux jours. Le soir même de cette imprudence, elle éprouva un bourdonnement d'oreille qui ressemblait au sifflement du vent accompagné d'un son de cloche. Le lendemain et les jours suivants ce bruit incommode, loin de diminuer, augmenta d'intensité. Au lieu d'aller consulter un homme de l'art qui aurait combattu l'affection commençante, en rappelant le flux supprimé, la mère de la jeune fille écouta les conseils d'une vieille femme qui, dans le pays, avait la réputation de guérir tous les maux. La vieille lui donna son remède, l'assurant que dans deux ou trois jours sa fille serait guérie.

Mais les jours et les mois s'écoulèrent et l'état de la jeune villageoise empirait toujours. L'oreille donnait passage à un écoulement fétide; la pauvre enfant avait perdu sa gaîté, sa fraîcheur; elle souffrait beaucoup. A la dureté de l'ouïe succéda la surdité complète. Alors, se manifesta un phénomène étrange : aux sons, aux bruits les plus forts produits près de l'oreille, elle ne donnait aucun signe de sensibilité; mais, si on lui parlait doucement sur le creux de l'estomac, à nu, elle entendait ce qu'on disait; si l'on parlait trop fort, elle n'entendait plus. Ce phénomène dura plusieurs années et disparut à son tour. De ce moment la surdité s'établit d'une manière absolue.

Ce fait nous conduit à cette conclusion : Que Dieu vous garde des remèdes de bonnes-femmes et de charlatans!...

SECTION VII

DES HALLUCINATIONS ET PERVERSIONS DE L'OUÏE.

Le lecteur sait déjà que *l'hallucination* est la perception d'un son illusoire. La *perversion* diffère de l'hallucination en ce que le son perçu existe réellement, mais qu'il a été dénaturé, affaibli, par la sensation nerveuse. Ainsi, Pierre, affecté de perversion de l'ouïe, dit qu'il entend le carillon des cloches; et cependant les cloches sont muettes. Mais, une mouche bourdonne dans sa chambre, et c'est ce bourdonnement dénaturé par la névrose du nerf auditif, qui lui apporte la sensation du son des cloches.

Paul dit qu'il entend les notes mélodieuses d'une voix de femme; il se recueille pour mieux les écouter. Mais, personne ne chante; aucune voix ne frappe l'air; partout le silence... Or, Pierre est sous l'influence d'une hallucination.

SECTION VIII

PERVERSIONS, ANOMALIES ACOUSTIQUES

Observation Ire.

Une vieille fille que dévorait l'envie de se marier et qui, à cause de sa laideur et de sa mauvaise langue, n'avait pu trouver un épouseur, se fit dévote. Les exercices de piété, loin de calmer ses penchants, les irritèrent au point qu'on fut forcé de la conduire à l'hôpital.

Là, les symptômes d'*andromanie* devinrent plus persistants : toutes les fois qu'elle entendait parler près ou loin d'elle, c'était un parti qu'on lui proposait. Voyait-elle seulement remuer les lèvres de quelqu'un, c'était toujours de son mariage qu'on s'occupait. Elle entendait distinctement toutes les propositions qu'on lui adressait, et répondait en souriant : — Je suis toute disposée à faire le bonheur d'un mari; mais, il s'en présente un si grand nombre, qu'en vérité, je suis embarrassée du choix...

Cette manie dura plusieurs mois. Enfin, lorsqu'elle sortit guérie de l'hospice, elle comprit qu'à son âge c'était folie que de songer au mariage... Elle se fit sœur de charité.

Observation II.

Un professeur de trompe qui, depuis fort longtemps, pratiquait son art avec succès, s'aperçut, un soir, que son instrument ne rendait plus la note qu'il lui demandait. Le son sortait, mais il était immédiatement suivi d'un autre son tout différent. A plusieurs reprises il essaya de faire sortir le son pur qu'il désirait; ce fut vainement; toujours un deuxième son suivait le premier.

Étonné de ce phénomène extraordinaire, le professeur alla consulter un médecin qui, après l'avoir interrogé et exploré minutieusement, lui conseilla de cesser ses leçons de trompe, pendant tout le temps du traitement qu'il lui ordonna.

Une année s'était écoulée, le professeur voulut essayer de reprendre son instrument. Le même phénomène se renouvela; il entendait toujours deux sons qui se touchaient. Ce n'était pas un écho, puisqu'ils se produisaient simultanément; ce n'était ni une octave, ni deux sons consonnants; ils eussent été agréables, tandis qu'au contraire la discordance était si désagréable, si pénible, que le professeur se vit dans la nécessité d'abandonner à tout jamais son instrument.

Observation III.

Un chanteur qui s'était acquis une réputation méritée, perdit sa voix à la suite d'une fièvre nerveuse. Après sa guérison complète, son médecin lui dit qu'il pouvait désormais se livrer à son art, sans nul inconvénient pour sa santé.

O cruelle surprise! il ne pouvait la guider : les notes qu'il émettait différaient totalement de celles qu'entendait son oreille; il attaquait un *sol* et son oreille accusait un *si*.....

Pendant plusieurs jours, il fit de nombreux exercices pour faire concorder sa voix avec son oreille; il ne put y réussir. Il retourna chez son médecin et lui raconta ses déceptions. Celui-ci resta fort étonné de ces phénomènes insolites, et, ne pouvant en trouver la cause, les rejeta, comme c'est l'habitude, sur le système nerveux.

Mais le chanteur ne se contenta point de cette réponse; il se mit à la recherche d'un savant qui pût le satisfaire. Un de ses amis l'adressa à un physiologiste qui s'était spécialement occupé du mécanisme de la voix (1).

Le physiologiste commença par le faire chanter, et l'interrogea sur ses habitudes et sa mala-

(1) Voyez *notre Hygiène de la voix* où se trouve la théorie des sons et le mécanisme des diverses pièces de l'appareil vocal. Les imperfections, vices et maladies des organes vocaux ; les vices de prononciation ; les moyens de les redresser ; de les guérir ; — la gymnastique vocale avec les divers exercices les plus efficaces pour la *voix chantée* et la *voix parlée*. — Un volume, 3 fr., chez Dentu, éditeur, Galerie-d'Orléans, Palais-Royal, Paris.

die antérieure. Après avoir reçu les réponses à une foule de questions, le savant lui parla ainsi :

Vous êtes atteint de deux affections distinctes, compatibles avec la santé. — La première a son siége dans la partie du cerveau qui perçoit les sons. La seconde est une névrose de l'appareil nerveux auditif. — Votre larynx est dans son état normal. La voix est juste, mais l'oreille perçoit faussement les sons. L'art n'a, jusqu'ici, en son pouvoir que fort peu de moyens de guérison; et encore sont-ils, le plus souvent, incertains.

Je vous conseillerai donc une gymnastique vocale et auriculaire, combinée à des soins hygiéniques journaliers, une vie sobre; autrement dit la modération dans toutes les choses de la vie. Sous l'influence de ce régime, la nature aidant, peut-être retrouverez-vous la faculté que vous avez perdue.

SECTION IX

DES HALLUCINATIONS DE L'OUÏE.

Lorsqu'on entre dans le vaste et curieux domaine des hallucinations, en général, on est saisi de l'immense variété de ces névroses du sentiment. Depuis les hallucinations douces, agréables, gaies, charmantes, jusqu'aux hallucinations sombres, tristes, effrayantes, terribles, il existe d'innombrables nuances intermédiaires.

§ 1.

Hallucination agréable.

Le jeune Prosper Divat, d'une organisation frêle, délicate, éminemment nerveuse, avait montré, dès son adolescence, un vif penchant pour la poésie et la musique. Vers l'âge de dix-huit ans, il eut l'heureuse occasion de faire un voyage dans le Levant, à la suite d'un haut personnage. Après avoir successivement visité Constantinople, Smyrne, Malte et les îles Ioniennes, il parcourut les diverses provinces du Péloponèse, admirant, avec enthousiasme, les magnifiques ruines qui couvrent le sol de ces belles contrées; puis, il alla séjourner à Athènes, la ville que ses philosophes, ses poëtes et ses artistes ont à jamais immortalisée.

Prosper aimait à se promener sur les bords de l'Ilissus et du Céphise; mais c'était particulièrement sur les rives accidentées de ce dernier fleuve qu'il aimait à passer des heures entières, rêvant aux splendeurs des temps passés. Un soir, assis au milieu des lentisques et des lauriers-roses qui bordent le Céphise, il contemplait cette riche nature dont les charmes étaient encore rehaussés par les riants souvenirs. Le soleil éteignait ses feux dans la mer corinthienne et ses derniers rayons teintaient en rose les pentes escarpées de l'isthme. La brise du soir agitait la cime des arbres; les roseaux se balançaient mollement; les oiseaux saluaient la fin d'un beau jour, et le murmure des eaux du fleuve se mêlait à tous ces bruits. Prosper écoutait dans un profond recueillement; la vie s'était concentrée au cerveau, le corps gardait l'immobilité d'une statue.....

Alors, il entendit des voix de femmes qui modulaient des airs inconnus. Puis, à ces voix succédèrent des mélodies aériennes qui semblaient descendre des espaces célestes.

Pendant les quelques minutes qu'il resta sous le charme puissant de l'hallucination, Prosper oublia qu'il était sur terre; et quand ses sens reprirent leur empire, il rentra, à son grand regret, dans les proses de la vie réelle.

§ 2.

Hallucination désagréable.

Une dame de seconde jeunesse, très-avare, rentrant, un soir, de sa promenade, fut attaquée et dépouillée par des voleurs; elle en éprouva une si grande frayeur, qu'elle n'osait plus sortir de son domicile. La violente secousse qui avait ébranlé son système nerveux, se traduisait par une pusillanimité voisine de la folie. Le moindre cri, le plus léger bruit l'effrayait; deux personnes qui causaient ou qui riaient en la regardant, la frappaient d'épouvante; elle y voyait des menaces contre sa vie. On eut beau la raisonner, lui démontrer que ses craintes étaient vaines et puériles, rien ne pouvait la convaincre, la rassurer;

7

son moral se trouvait profondément atteint. Ses terreurs continuelles amenèrent des hallucinations de l'ouïe si tenaces, qu'on craignit pour son cerveau déjà bien affaibli.

Dans cet état de choses, ses parents l'obligèrent à prendre une garde-malade, qu'elle refusait par avarice; de plus, ils firent venir un médecin qui ordonna les distractions et quelques petits voyages agréables, afin de chasser l'idée fixe. C'était toujours avec beaucoup de peine qu'on parvenait à la faire sortir, accompagnée de trois ou quatre personnes, et encore fallait-il employer la force.

A peine avait-elle franchi le seuil de sa maison, qu'elle entendait deux voix distinctes; l'une disait :

— Si tu sors, vieille avare, tu seras attaquée, tuée et l'on ira chez toi voler ton trésor.

L'autre voix ajoutait :

— Tu peux sortir, mais à la condition de faire une largesse à tes deux pauvres nièces, veuves, chargées de famille et dans le besoin.

Alors, elle s'arrêtait, faisait une grimace, et s'adressant aux personnes qui l'entouraient :

— Les entendez-vous? ils veulent me tuer, me voler, me dépouiller... Rentrons!...

Les personnes chargées de l'accompagner, la regardaient étonnées et s'efforçaient de lui persuader que c'était pour sa santé qu'on la faisait sortir. — Comment, vous n'entendez pas leurs menaces? Vous êtes donc sourdes... ils criaient cependant assez fort... il m'arriverait un malheur, je veux rentrer...

Ces voix incommodes continuèrent pendant quelques mois encore à l'assiéger; puis cessèrent tout à coup... elle n'entendit plus rien... De ce moment, l'hallucinée fut frappée de *cophose* ou de surdité complète.

§ 3.

Hallucination avec trouble de la raison.

Dans le *Psychological magazine*, on lit l'observation d'une hallucination de l'ouïe des plus étranges, et dont on douterait si elle n'avait été rédigée par un professeur de l'Université d'Iéna. A Kleische, petit village d'Allemagne, une domestique du seigneur de ce village est envoyée à la ville prochaine pour acheter des provisions. Après s'être acquittée avec exactitude de la commission, elle revient chez son maître, lorsque tout à coup elle entend, derrière ses talons, un bruit de voiture; elle regarde et aperçoit un petit homme, vêtu d'un habit gris, qui lui ordonne de le suivre. La peur la saisit, elle double le pas et continue sa route. Le petit homme l'accompagne obstinément en lui réitérant l'ordre de le suivre.

Enfin, la pauvre domestique timorée et tout essouflée arrive à la maison de son maître. Le cocher, qu'elle rencontre dans la cour lui demande ce qui lui est arrivé?... elle lui répond qu'elle est poursuivie, depuis une heure, par un petit homme gris. Le cocher regarde de tous côtés et ne voit personne. — Au moment de franchir le seuil de la maison la domestique se retourne, aperçoit encore le petit homme et entend sa voix métallique lui ordonner une dernière fois de le suivre... Ne pouvant rien obtenir d'elle, il lui lance un coup d'œil menaçant, avec ces mots :

« En punition de ton refus, tu resteras aveugle et muette pendant quatre jours. »

Cela dit, le petit homme disparaît dans une épaisse fumée.

La pauvre fille court à sa chambre et tombe sur son lit, ne pouvant ni ouvrir les yeux, ni parler. Elle entend ce qu'on lui dit, mais ne peut répondre que par signes aux questions qu'on lui adresse. Le médecin appelé la questionne de nouveau et ne peut obtenir aucune réponse satisfaisante; il ordonne une potion qu'elle ne peut avaler; il promène des frictions et des onctions sur le cou et le haut de la poitrine qui ne produisent rien.

Vers la fin du quatrième jour, elle ouvre les yeux, la voix lui revient, et son rétablissement est complet.

§ 4.

Hallucination de l'ouïe, sans trouble de la raison.

Un gentilhomme portugais, fort instruit et très en état de rendre compte des opérations de son esprit, se trouvait tourmenté par des hallucinations de l'ouïe presque continuelles. Un jour que son médecin cherchait à lui démontrer son erreur, il lui fit cette réponse remarquable :

« Vous dites que je me trompe, parce que vous ne comprenez pas comment ces voix que j'entends distinctement, arrivent à mes oreilles. Je ne comprends pas plus que vous comment cela se fait; ce que je sais pertinemment c'est qu'elles y arrivent puisque je les entends; ces voix sont aussi distinctes, pour moi, que votre voix quand vous me parlez. Si vous voulez que j'admette la réalité de vos paroles, je dois admettre aussi la réalité de paroles mystérieuses qui m'arrivent, je ne sais d'où; dans ces deux cas, la réalité des unes et des autres est également sensible pour moi. »

SECTION X

COPHOSE OU SURDITÉ ABSOLUE.

La surdité complète peut être *congéniale* ou *acquise*. — La surdité congéniale ou de naissance dépend toujours, soit d'une imperfection ou d'un arrêt de développement de l'appareil auditif, soit de la présence de concrétions, de végétations, de polypes dans la caisse du tympan; soit enfin, de l'occlusion des canaux semi-lunaires de l'oreille interne; de l'oblitération de la trompe d'Eustache ou de la paralysie des nerfs acoustiques. C'est à cette catégorie qu'appartient la classe trop nombreuse des *sourds et muets*.

La surdité de naissance est généralement incurable. Les cas fort rares de guérison qu'on cite prouvent que les organes auditifs se trouvaient au complet, et que la lésion qui enrayait leur fonction n'était que momentanée.

La surdité accidentelle ou acquise offre dans le traitement quelques chances de succès ; mais, malgré les immenses progrès de l'art chirurgical, les guérisons sont encore assez rares. Notre tâche ne dépassant pas les bornes de l'hygiène, nous renvoyons le lecteur aux traités spéciaux sur cette matière.

L'homme n'est pas le seul, parmi les êtres vivants, qui soit sujet à la surdité ; on cite plusiéurs exemples d'animaux domestiques atteints de cette infirmité.

Nous transcrivons l'observation suivante :

§ 5.

« Dans l'automne de 1770, dit le docteur Bouvier, je parcourais le canton de Saint-Florent-le-Vieux, situé sur les bords de la Loire ; étant entré dans une grosse ferme, je vis un mouton remarquable par l'épaisseur de sa toison et les bonds qu'il faisait devant un mur qu'il cherchait à franchir. J'appris que cet animal était sourd de naissance ; qu'on le gardait pour amuser un enfant de huit ans qui était aussi né sourd. Ces deux êtres que rapprochait leur infirmité, s'étaient unis par des liens si forts, qu'ils ne pouvaient plus se passer l'un de l'autre. Leurs goûts étaient tout à fait semblables et leur société intime.

Après avoir diverti l'enfant toute la journée, le

mouton dormait la nuit à côté de son petit ami, et il eût été impossible de l'en éloigner ; de même l'enfant n'aurait pas voulu dormir sans le voisinage de son camarade. Le mouton aimait beaucoup le grain nouveau dont le bon goût le mettait en gaîté ; l'enfant ne le lui épargnait pas, moins pour le satisfaire que pour s'amuser lui-même de ses sauts et cabrioles.

La ration de grains que l'enfant lui avait donnée, ce jour-là, était plus forte que de coutume, et son action si violente, que l'animal brisait, renversait tout, et qu'on fut obligé de l'enfermer dans une cour.

Le fermier, à qui je témoignai ma surprise, me dit que si l'enfant paraissait seulement au fond de la cour, le mouton se calmerait aussitôt. Je le priai de satisfaire en cela ma curiosité.

On alla chercher l'enfant qui s'avança vers son cher mouton, en faisant des gestes et poussant un cri guttural. Dès que l'animal l'aperçoit, il accourt, incline doucement la tête, et ses transports frénétiques expirent sous la main caressante de son petit ami. »

SECTION XI

HYGIÈNE DES ORGANES AUDITIFS.

§ 1.

Les préceptes hygiéniques concernant les organes de l'audition, peuvent se résumer ainsi :

Entretenir la propreté de l'oreille et du conduit auditif, avec de l'eau tiède et jamais avec de l'eau trop chaude ou trop froide.

Préserver l'oreille des brusques vicissitudes atmosphériques : le passage subit d'un froid excessif à une chaleur intense, est très-souvent la cause de diverses maladies auriculaires. De même pour les sons ; éviter les détonations violentes, les commotions, les bruits stridents et soutenus.

User avec précaution du cure-oreille, et dans les cas seulement où il est nécessaire. Le trop fréquent usage de cet instrument peut irriter, déchirer même la membrane délicate qui tapisse le conduit auditif et donner lieu à des lésions toujours défavorables à la pureté de l'ouïe.

Ne jamais se servir, pour nettoyer l'oreille, de tiges de fer, d'épingles, broches, etc., de fragments de bois, dont l'extrémité n'est pas mousse et bien arrondie. On a observé que plus on gratte le conduit auditif, et plus la démangeaison excite à le gratter ; c'est une fort mauvaise habitude dont il faut se défaire.

Les personnes douées d'une excessive sensibilité de l'ouïe, feront bien de tamponner leurs oreilles avec des petites boulettes de coton, pendant les grands froids de l'hiver.

La sobriété dans les plaisirs de la table est recommandée comme moyen de conservation de l'ouïe, car l'excès des aliments excitants et des boissons alcooliques prédispose à la pléthore et occasionne des bourdonnements, des sifflements d'oreille fort incommodes.

Enfin, lorsque par une cause interne ou externe il se déclare une maladie de l'oreille, une *otite,* une *otorrhée,* une dureté de l'ouïe, etc., etc., il est sage d'aller aussitôt consulter un homme de l'art; car une altération de l'oreille interne est toujours une chose grave qu'il faut se hâter de combattre et de guérir.

Quant à la faiblesse et à la dureté de l'ouïe chez les personnes d'un certain âge, il ne reste plus, pour obvier à cette infirmité, que les *cornets acoustiques.*

§ 2.

Otite. — Otorrhée.

Ces deux affections de l'oreille étant les plus fréquentes, nous en dirons quelques mots.

L'*otite* ou *otalgie* est l'inflammation de la membrane qui tapisse le conduit auditif; on la nomme *otite externe* quand l'inflammation s'arrête à la membrane du tympan; *otite interne* lorsque l'inflammation a envahie la caisse tympanique.

Le traitement est le même que celui des maladies inflammatoires : saignées, sangsues, injections émollientes, régime diététique sévère, etc. Ce traitement ne peut être dirigé que par un médecin, et le malade doit avoir recours à lui dès le début du mal.

Contre l'otite externe commençante, on préconise les injections avec la décoction de plantain, additionnée de cinq à six grains d'opium ; et, après l'injection, on introduit dans le conduit auditif un bourdonnet de coton, contenant trois grains de camphre ; puis on applique derrière l'oreille un cataplasme de verveine. Les injections se font avec le lait ou l'eau de guimauve pendant l'état aigu.

L'*otorrhée* ou écoulement purulent de l'oreille est toujours une affection très-grave, qu'il faut se hâter de combattre à outrance ; car, si elle passe à l'état chronique, sa durée n'a plus de limites. Les ravages qu'elle cause dans l'oreille interne peuvent amener la carie des os, et même atteindre le cerveau. Alors, l'otorrhée est mortelle... Il est donc de la plus pressante urgence, aussitôt que l'otorrhée se déclare, de s'adresser au médecin, et particulièrement au médecin qui fait sa spécialité du traitement de cette maladie ; car, les plus petits retards sont des chances perdues pour la guérison.

CHAPITRE VII

Sens du tact.

———

Toucher. — Palpation.

Le tact est répandu sur toute la surface de notre corps ; c'est de tous les sens celui qui offre le plus d'étendue. — Son siége est dans les papilles nerveuses de la peau ; son objet est de nous mettre en rapport avec le monde extérieur ; de nous faire apprécier le chaud, le froid, les divers degrés de température et certaines propriétés des corps.

Le *tact* exercé par la main prend le nom de *toucher* ; et l'action de toucher s'appelle *palpation*.

La seule différence qui existe entre le *tact* et le *toucher*, c'est que le *tact* s'étend aux qualités générales des corps ; tandis que le *toucher* s'applique plus particulièrement à leur forme et à leur dimension. Le tact est relatif à toute l'enveloppe cutanée du corps ; aux mains seules appartient le toucher.

Le toucher, non-seulement nous fait apprécier la température des corps ; mais c'est encore lui qui nous fait connaître, en particulier, la forme, la consistance, la pesanteur de ces corps, et aussi leurs qualités molle, dure, polie, rugueuse, etc. C'est le toucher qui nous fournit des idées que nous n'aurions jamais eues sans lui. C'est encore le toucher qui, dans plusieurs circonstances, rectifie les erreurs commises par d'autres sens. Enfin, c'est à ce sens que beaucoup de physiologistes ont attribué la supériorité de l'homme sur les animaux.

Nous avons dit que le siége du tact se trouvait dans les papilles nerveuses de la peau ; ces papilles sont plus développées, plus nombreuses à la pulpe des doigts que partout ailleurs ; c'est pourquoi les mains possèdent la *sensibilité tactile* au plus haut degré. Néanmoins, les doigts ne sont point les seuls organes qui jouissent de ce privilége : la langue, les lèvres, les mamelons des seins, et les tissus érectiles des organes générarateurs partagent avec eux cette délicatesse de sensibilité.

Avant d'aller plus loin, faisons remarquer ici combien l'organe du toucher proprement dit, est merveilleusement disposé pour connaître les propriétés tactiles des corps.

D'abord, multiplicité des articulations des

doigts, qui les rendent propres à exercer la palpation sur tous les objets, quelles que soient leurs formes et leurs irrégularités. Ensuite, muscles nombreux pour les faire mouvoir; faculté d'opposer les doigts les uns aux autres; finesse de la peau; et sous l'épiderme, papilles nerveuses d'une exquise sensibilité. Tout a été réuni dans la main de l'homme pour en faire un instrument qui lui donne la supériorité sur tous les animaux de la création.

Nous ne donnerons point la description des parties constitutives de la peau, organe d'une admirable contexture, réunissant presque tous les éléments de l'organisme : fibres, nerfs, vaisseaux, artères, veines, mucus, glandes, conduits sécréteurs et excréteurs, etc.; et à la surface de laquelle se passent les importants phénomènes de l'exhalation ét de l'absorption. Nous renvoyons le lecteur à notre *Hygiène du visage et de la peau*, où rien n'a été omis pour donner aux gens du monde les notions les plus exactes sur cette enveloppe du corps, et pour les éclairer sur les moyens de conserver sa fraîcheur.

Le tact est le premier des sens qui se développe avec la vie. L'enfant nouveau-né ne vit, pour ainsi dire, que par le tact; il saisit instinctivement le mamelon du sein avec ses lèvres et suce le lait, son premier aliment. Dans les premiers mois, ses yeux ne distinguent pas encore la forme des objets, ni la distance qui l'en sépare ; ses mains se promènent sur les corps à sa portée, pour apprendre à les connaître. — Pendant sa première enfance, alors que toutes ses impressions sont neuves et que l'expérience n'est pas encore venue pour rectifier ses erreurs, on le voit toucher à tout, comme s'il faisait son noviciat des choses, par une continuelle palpation. A mesure qu'il avance dans la vie, la rectification des erreurs se fait chaque jour, par l'éducation et l'habitude ; alors, il exerce beaucoup moins le sens du toucher et finit par ne plus s'en servir que lorsque le cas l'exige.

Si nous passons à un autre ordre de choses, nous voyons que le toucher est intimement lié à tous les phénomènes de notre organisme. L'importance des impressions tactiles dans le plus grand nombre des fonctions de notre économie, en démontre la nécessité. Les excitations, les irritations de la peau retentissent sur les nerfs de divers organes : ainsi, le simple contact d'un objet désagréable, repoussant, nous donne des nausées ; tandis que le toucher exercé sur un objet arrondi, velouté nous cause une sensation des plus agréables.

En thèse générale, on peut avancer que nos plaisirs, comme nos douleurs physiques, ont leur siége médiat ou immédiat dans le sens du tact. Si nous analysons les sensations fournies par les autres sens, nous les voyons, en dernier résultat, aboutir à une sensation tactile. Exemples :

Ces voix flexibles qui charment nos oreilles ; ces harpes aux harmonieux accords qui nous émeuvent et nous enchaînent ne frappent-elles pas notre tympan?

Ces courbes gracieuses, ces contours moëlleux, ces lignes délicates que la nature a prodigués sur un beau corps de femme, ne charment-ils pas nos yeux; ne nous procurent-ils pas un délicieux contact?

Ces odeurs suaves et parfois enivrantes que nous nous plaisons à respirer, ne frappent-elles pas nos nerfs olfactifs?

Ces mets succulents, ces vins exquis procure-raient-ils au gourmet de si vives sensations, si leurs molécules sapides, leur fumet et leur arôme ne frappaient à la fois les deux sens de l'odorat et du goût?

Or, ces faits physiologiques qui se renouvellent à tous moments, démontrent évidemment que le tact est le sens le plus étendu, le plus général et le plus souvent en action; c'est par son intermé-diaire que les diverses sensations arrivent au cer-veau.

SECTION I

EXALTATION DU TACT ET DU TOUCHER.

L'exaltation ou excès de sensibilité de l'organe du tact dépend toujours d'une affection générale ou locale.

Dans certaines névroses du mouvement, la sen-sibilité des organes musculaire et cutané arrive à un degré où le moindre contact est douloureusement ressenti. Tout le monde sait que les irritations locales de la peau par cause interne ou externe : érysipèle, phlegmon, furoncles, blessures, brûlures, etc., sont, parfois, si douloureuses, que l'appréhension même d'être touché, arrache des cris au patient.

Anesthésie. — Hyperesthésie.

Ce sont deux névroses diamétralement opposées. — L'*anesthésie* est l'insensibilité complète d'une ou de plusieurs parties du corps. — L'*hyperesthésie* est l'exaltation de la sensibilité portée jusqu'au degré de la douleur.

Observations.

§ 1.

Une jeune femme, à la suite de couche laborieuse qui avait failli lui coûter la vie, ne pouvait endurer sur son lit la plus mince couverture; elle horripilait au contact d'un drap de mousseline, et était saisie de convulsions si la plus légère gaze frôlait son épiderme.

On fut forcé de construire, avec des cerceaux, un espace vide, sur son lit, afin qu'elle pût se coucher et reposer. Cet état hyperestésique dura cinquante-deux jours.

Alors, une réaction contraire s'opéra dans sa constitution; elle devint insensible aux pressions,

frictions, pincements et même aux piqûres !...
La flagellation sur l'épine dorsale, ordonnée
par un médecin, comme moyen de guérison, fut à
peine sentie et ne produisit aucune amélioration.
Cette jeune dame ne dut son retour à la santé
qu'aux bains froids et aux exercices gymnastiques.

§ 2.

Un maniaque ayant la barbe très-rare, se faisait
néanmoins raser tous les jours. Son barbier lui
avait plusieurs fois répété que, vu l'état de son
poil peu abondant et fin comme le duvet, il pouvait fort bien se passer du rasoir pendant trois ou
quatre jours.

Cette observation irrita si vivement le maniaque qu'il quitta l'impertinent barbier et alla se
faire raser ailleurs. Quelques jours s'étaient à
peine écoulés lorsqu'une manie, tout à fait oppo-
sée à la première, s'empara de lui : il eut horreur
du rasoir et du barbier, et ne voulut plus se faire
raser. Il laissa donc croître sa barbe. Lorsqu'elle
eut acquis une longueur de quelques centimètres,
elle devint si douloureuse qu'il n'osait plus la
toucher. Si par hasard, sans y penser, il portait
la main à son menton, aussitôt il poussait un
cri de douleur, pâlissait, chancelait et tombait en
faiblesse. La sensibilité de sa barbe et de ses cheveux devint si grande, qu'il se fit fabriquer un
étui, en fils de fer, dans lequel il enferma sa tête,
pour la soustraire à toute espèce de contact.

§ 3.

Dans la terrible maladie qu'on nomme *hydro-phobie* (la rage), on cite plusieurs cas d'exagération du tact. Le physiologiste Lepelletier raconte le fait suivant :

« Trois hommes, atteints d'hydrophobie, poussaient des cris déchirants à la plus faible agitation de l'air; je les ai entendus nous supplier de ne point marcher, ni d'agiter les bras, parce que les déplacements de l'air les jetaient dans des angoisses inexprimables. Une porte, une croisée qui s'ouvrait ou se fermait, les faisait tressaillir; ils sentaient l'approche d'une personne à plus de vingt pas de distance. Ces malheureux expirèrent au milieu d'horribles convulsions (1). »

SECTION II

HALLUCINATIONS. — PERVERSIONS DE L'ORGANE DU TACT.

Les hallucinations et perversions du tact sont assez rares, en état de santé; néanmoins, il n'est personne qui, dans le cours de son existence, n'en ait éprouvé quelques-unes. Mais, le plus souvent on ne s'en rend point compte; légères et rapides elles passent sans laisser de traces dans la mémoire.

(1) Voyez notre ouvrage : *Mystères du sommeil, hallucinations, extases,* etc., où se trouvent les exemples les plus curieux sur l'exaltation des sens

Quelquefois on éprouve un mouvement vermiculaire dans une région du corps; d'autres fois c'est une démangeaison semblable à celle que cause un insecte se promenant sur votre épiderme. Cette démangeaison devient quelquefois si insupportable, qu'on porte la main à cet endroit pour le frotter vivement; et cependant, ni dans l'un ni dans l'autre cas, il n'existe aucun agent physique pour provoquer cette sensation; donc elle est illusoire.

Il est des personnes qui, sans savoir pourquoi, sentent des picotements, des déchirures; d'autres éprouvent une sensation analogue à celle que produiraient des gouttes d'eau ruisselant sur le corps. — Chez celui-ci, c'est comme une brûlure; — chez celui-là, ce sont des chatouillements désagréables, etc., etc. Si l'on explore la région du corps où se passent ces phénomènes, on ne découvre absolument rien; la peau y est aussi saine que partout ailleurs. Ces impressions sont des hallucinations du tact dépendant d'une cause nerveuse inconnue.

En état de maladie, les choses se passent différemment : l'hallucination représente toujours un objet ou une action quelconque ayant une durée plus ou moins longue. Ainsi, on rencontre des villageois qui, ayant bu à même d'un ruisseau, assurent, d'un accent piteux, qu'ils ont eu le malheur d'avaler une grenouille, un lézard, une anguille; ils sentent la bête monter, descendre, s'agiter dans leur estomac; tous les médecins qu'ils ont consultés, tous les remèdes qu'ils ont pris sont restés sans effet. — Hélas ! ils souffrent beaucoup, ils en mourront bien certainement, disent-ils, si l'on ne trouve le moyen d'expulser la cause de leur mal.

Les pauvres gens ! et mieux dit, les entêtés... Car on a beau leur prouver que c'est impossible ; quand même ils auraient avalé une de ces bêtes, elle serait morte en peu de temps, dans leur estomac, où elle n'aurait pu vivre à cause de la chaleur, du manque d'air et de l'acidité des sucs gastriques. Mais, c'est vainement qu'on se fatigue à raisonner ces pauvres sots ; leur hallucination est si profonde, si tenace, qu'ils préfèrent croire à l'absurde plutôt qu'à l'évidence.

SECTION III

HALLUCINATION TENACE ET CURIEUSE D'UN HYPOCHONDRIAQUE.

Plusieurs de nos lecteurs auront, sans doute, entendu parler de ce maniaque anglais, qui croyait très-sérieusement avoir une mouche accrochée au bout de son nez. Depuis trois ans il voyageait dans les quatre parties du monde cherchant un médecin qui pût le débarrasser de cet insecte incommode. Après trois longues années de souffrances et de tristesse, il arriva à Paris. Une tireuse de cartes lui avait assuré qu'il trouverait, dans cette capitale, un chirurgien habile qui attaquerait avec le fer son implacable ennemie, et l'en débarrasserait à tout jamais.

Le lendemain de son arrivée à Paris, notre anglais se fit conduire chez une célébrité de l'art chirurgical, et, avec tout le sérieux d'un homme convaincu, il lui donna les plus minutieux détails sur sa triste maladie.

Le docteur jugea au premier coup d'œil qu'il avait affaire à un halluciné. Après s'être enquis des divers traitements subis par le malade, il lui dit : Je possède en main votre guérison, mais, avant de l'entreprendre, je dois vous prévenir qu'une petite opération assez douloureuse est de toute nécessité; aurez-vous le courage de la supporter?

— Je supporterai tout, répondit le maniaque, pourvu que vous ne me coupiez pas le nez, car je tiens beaucoup à le conserver intact.

— Votre nez, je vous en donne ma parole, n'éprouvera aucun dommage; seulement il restera douloureux pendant quelques jours.

— Vous m'assurez que mon nez ne perdra rien de sa grosseur ni de sa longueur?

— Je vous l'assure. Je n'agirai que sur la mouche... mais comme cet affreux insecte a enfoncé ses pattes dans les cartilages de votre nez, il faut absolument les en arracher; cette avulsion sera un peu douloureuse, mais c'est l'affaire d'un instant. De là dépend votre complète guérison.

— Je me fie à votre parole, monsieur, je suis prêt, commencez !

8.

Le docteur fit venir deux de ses aides ; on plaça le maniaque sur un fauteuil à dos incliné ; on assujettit la tête par plusieurs tours de bande ; on lui lia les pieds et les mains ; on lui fit respirer des sels...

Notez bien que tout cela était fait dans l'unique but d'impressionner le patient et de lui faire croire qu'on prenait au sérieux la mouche sur son nez.

Lorsque tous les préparatifs furent terminés le docteur dit à ses aides : — Vous, premier aide, prenez cette pince et maintenez l'extrémité nasale.

— Vous, deuxième aide, placez ce filet au-dessus du nez pour emprisonner la mouche dans le cas où elle s'envolerait.

— Vous êtes tout à fait décidé, demanda une dernière fois le docteur au maniaque?

— Oui, oui! pourvu, je vous le répète, que mon nez n'éprouve aucune perte de substance ; je tiens beaucoup à sa longueur.

— Soyez sans nulle crainte, votre nez sera respecté ; je vous en fais la promesse solennelle.

Attention! messieurs mes aides, prononça fortement l'opérateur ; prenez garde à la mouche ; veillez à ce qu'elle ne puisse s'envoler... y êtes-vous?... Allez!

Au même instant le nez du maniaque fut violemment pincé à son bout et traversé par une mince aiguille.

— Très-bien, très-bien ! s'écria le docteur, l'opération a parfaitement réussi. La mouche est enlevée, vous êtes à jamais débarrassé, monsieur !

Le bandeau qui couvrait les yeux du patient fut détaché ; on lui présenta une mouche dont on avait ensanglanté les pattes. Il la regarda fixement et murmura : — La coquine !... m'avoir fait souffrir si longtemps...

Les liens des bras et des jambes ayant été détachés, le premier mouvement du maniaque fut de porter la main à son nez, qu'il trouva un peu douloureux, mais intact. Puis il se mira dans une glace qu'on lui présenta, et se frotta encore le bout du nez.

— Merci, cher docteur, s'écria-t-il en lui serrant la main, merci de m'avoir débarrassé d'un affreux insecte qui a fait mon désespoir pendant trois longues années. Ma fortune est à votre disposition pour le service que vous venez de me rendre.

On plaça la mouche dans une boîte en or, et l'Anglais, guéri de son hallucination, l'emporta heureux et plein de joie.

Nous ferons observer, en terminant, que le docteur avait jugé absolument nécessaire de faire éprouver une assez vive douleur au maniaque, pour le convaincre que l'opération à laquelle on allait le soumettre n'était pas une plaisanterie. De tous les moyens employés jusqu'à ce moment, ce fut le seul qui réussit à faire disparaître l'hallucination.

SECTION IV

SUCCUBE

Une coquette surannée voyait depuis quelque temps le vide se former autour d'elle. Désespérée de ramener ses filets sans la plus petite prise, elle résolut de se jeter dans la dévotion. Or, comme elle avait beaucoup et longtemps péché, sa pénitence devait être en rapport avec la durée de ses égarements.

Les premiers mois de sa nouvelle existence ne lui parurent pas trop lourds. La vie retirée qu'elle menait lui semblait douce, comparée aux jours agités et aux déceptions qu'elle avait éprouvées dans les derniers temps. L'humilité avait remplacé l'orgueil; au désir effréné de plaire avait succédé la résignation : sa conduite devint exemplaire. Les jeûnes et les mortifications auxquels elle se soumettait journellement, finirent par altérer sa santé. Une chute qu'elle fit en sortant de l'église, la força de garder le lit. Seule, livrée à ses réflexions, son passé l'effraya... son imagination frappée, lui fit voir des monstres!...

De ce jour les hallucinations du tact commencèrent : elle sentit d'abord sur son visage un froissement d'ailes de chauve-souris; puis le contact d'un corps poilu... Plus tard, ce fut le démon en personne qui vint prendre place à ses côtés... C'était l'hallucination appelée *succube*...

Saisie d'horreur, la malheureuse sautait de son lit, s'élançait à la fenêtre, poussait des cris aigus et appelait à son secours !.... frissonnante, épuisée, elle tombait sur le sol, en proie à un accès d'hystérie.

Les secours de la religion, loin de diminuer ne firent que l'aggraver. Les accès se succédèrent au point qu'il devint nécessaire de la transporter à l'hospice des aliénés.

§ 4.

L'on m'a montré, à Bicêtre, plusieurs aliénés offrant des hallucinations du tact, bien tranchées.

L'un tendait son dos à une main invisible qui le frictionnait. Ce toucher paraissait lui être agréable ; car ses traits annonçaient le bien-être, et il marmottait ces mots : — Ah ! que ça me fait du bien...

Un autre était sous l'influence d'une hallucination moins agréable... On le voyait faire quelques pas en avant, puis s'arrêter soudain, en portant la main à son postérieur, et criant : « Assez ! assez ! vous me faites mal. » Il faisait encore quelques pas, s'arrêtait de nouveau, et recommençait à crier : « Assez ! assez donc ! j'irai me plaindre... »

Je demandai au médecin qui m'accompagnait, ce que ces cris signifiaient ? Il me répondit : Ce malheureux croit recevoir des coups de pieds au derrière... cette hallucination dure dix à quinze minutes, puis disparaît sans laisser de traces dans son esprit.

Un troisième aliéné croyait qu'on lui faisait la barbe : il levait ses deux mains dans l'attitude d'un homme qui tient le plat à barbe; puis, il s'essuyait le menton avec son mouchoir. Cela fait, il se plaçait sur une chaise, le regard fixe et la tête immobile. De temps à autre il faisait une petite grimace et laissait échapper un petit cri. — Je demandai au médecin pourquoi?

— Cet homme, me répondit-il, est un ancien garçon de café qui avait contracté l'habitude de se faire raser et coiffer tous les jours. Il croit qu'on vient de lui faire la barbe; et maintenant c'est le tour de la coiffure. Le petit cri que vous entendez, annonce que le peigne du coiffeur lui laboure la peau du crâne, ou lui tire les cheveux embroüillés.

Notre établissement compte beaucoup d'autres hallucinés de ce genre, que je pourrais vous montrer un autre jour, ajouta le médecin. Presque toutes ces affections dépendent directement d'une névrose cérébrale; et les causes de cette névrose découlent le plus souvent du moral de l'individu.

SECTION V

FRICTIONS. — TITILLATIONS. — CHATOUILLEMENT.

Il existe trois modifications du toucher : le frottement ou frictions, la titillation et le chatouillement.

La médecine emploie, avec succès, les frictions sèches ou humides soit avec la main, soit avec diverses brosses et gants appropriés à cet usage.

Les *frictions* sèches sont d'un grand secours pour exciter doucement la peau et raviver les tissus sous-jacents qui languissent. — Les *frictions* médicamenteuses ou humides s'opèrent avec des pommades ou des liquides onctueux, émollients, toniques, irritants, narcotiques, etc., sur les parties névrosées, douloureuses, ecchymosées, etc. Les anciens en avaient fait une partie importante de l'art de guérir, sous le nom de IATRALEPTIQUE; les modernes les négligent beaucoup trop.

Les *titillations* s'emploient quequluefois sur la muqueuse des fosses nasales dans le but de faire éternuer; et sur la luette pour provoquer le vomissement. Hormis ces deux cas, les titillations n'ont d'autre but que le plaisir. Exercées sur certains organes érectiles, ces manœuvres procurent des plaisirs d'autant plus énervants et dangereux, qu'ils sont plus vifs. C'est pourquoi les parents et les instituteurs doivent veiller, sans cesse, sur les enfants qui ont une propension à se livrer à ces plaisirs solitaires; car leur fréquente répétition attaque les sources de la vie, prédispose aux maladies organiques, arrête le développement des forces physiques et des facultés intellectuelles. (Voyez à ce sujet notre *Hygiène des Plaisirs*.)

§ 5.

Chatouillement.

Le *chatouillement* est un des phénomènes les plus remarquables du toucher ; ce mot, d'après quelques étymologistes, dériverait du latin *catus*, chat, en raison de la grande sensibilité de cet animal à ce genre d'excitation.

Le chatouillement n'est autre chose qu'un attouchement léger sur les régions du corps les plus riches en épanouissements nerveux : la paume des mains, la plante des pieds, les flancs, les lèvres, le bord des narines, etc. Le premier effet du chatouillement est une sensation agréable qui dégénère bientôt en douleur, lorsqu'il est continué quelque temps. Alors, il peut déterminer des accidents fort graves, tels que le rire sardonique, des cris, des pleurs, des convulsions, des accès épileptiques, et la mort même !... lorsqu'il est continué malgré ces symptômes alarmants. On voit, d'après cet exposé, combien il est dangereux de se livrer à ce genre d'amusement. On a vu le chatouillement déterminer chez des jeunes filles nerveuses, des mouvements désordonnés, des spasmes, des contractions de la matrice, des syncopes, des accès d'hystérie, et ce qui est plus grave encore, des attaques d'épilepsie !..... On doit donc empêcher les enfants et surtout les jeunes filles nerveuses de se livrer à ce jeu qui amène de si tristes résultats.

SECTION VI

HYGIÈNE DE L'ORGANE DU TACT.

Le sens du tact étant lié à tous les autres sens, il devient très-important de le cultiver et de le conserver dans toute sa pureté. Les conseils que donne l'hygiène peuvent se résumer ainsi :

Éloigner de la peau tous les agents capables de l'irriter, de la durcir, de la gercer, en un mot de l'altérer : tels que les acides, les alcalis, les corps gras rancis, la chaleur et le froid intenses, les frottements et pressions répétés, les contusions, etc., etc.

Les mauvais savons, à bon marché, chargés de soude ou de potasse, fabriqués avec des graisses rances; les cosmétiques bâtards, les blancs métalliques, et les vinaigres de toilette sont les plus grands ennemis de la peau, dont ils altèrent la souplesse et fanent la fraîcheur. Beaucoup de personnes ignorant les suites d'un lavage aux acides, se frottent les mains avec un citron, pour les nettoyer. L'acide citrique détruit en effet les impuretés fixées sur l'épiderme; mais, après quelques nettoyages semblables, l'épiderme se durcit, se gerce, se fendille et la peau devient rugueuse. Les meilleurs dissolvants sont les bons savons dulcifiés, c'est-à-dire préparés avec des huiles fraîches, sans excès de soude. La *pâte* dite *callidermique* est aussi un excellent moyen de nettoyage; préparée avec des substances onctueuses et détersives, cette pâte réunit le double avantage de nettoyer parfaitement la peau et de lui donner le poli, la douceur qui en font le charme (1).

Éviter les travaux manuels qui occasionnent des frottements répétés sur un ou plusieurs points de la peau. — Soustraire ses mains aux pressions de longue durée, parce qu'elles développent des durillons, des callosités douloureuses, déforment ces organes et rendent le toucher imparfait.

Le repos absolu des mains, ainsi que l'exercice excessif sont également contraires à la bonne fonction du toucher.

Les excès dans les plaisirs que le toucher procure, blasent bientôt ce sens ; — les excitations et douleurs souvent renouvelées donnent le même résultat. Donc, on doit être sobre des premiers, et éloigner autant que possible les secondes.

Parmi les pratiques hygiéniques les plus favorables au sens du tact, et qui font acquérir au toucher une grande délicatesse, on place au premier rang : — les lotions et les bains tièdes ; — les onctions avec des substances grasses épurées et fraîches. — Un produit qui ne laisse rien à désirer et dont les dames font l'éloge, est la CRÈME-NEIGE (2), composée d'huile vierge d'amandes, de blanc de baleine et de glycérine. Les onctions,

(1) Voyez à ce sujet l'*Hygiène du visage et de la peau*, ouvrage indiquant tous les moyens de conservation et de guérison.

(2) Voyez l'ouvrage intitulé *Les Parfums de la toilette*, où se trouvent une série de recettes cosmétiques les plus favorables à l'entretien et à la beauté de la peau.

pratiquées le soir sur la peau du visage, du cou, des bras, des mains et autres régions, non-seulement font acquérir à ces organes la souplesse et la fraîcheur des plus belles carnations, mais les préservent encore de toutes ces petites affections, telles que gerçures, boutons, rougeurs, engelures, etc., qui en ternissent la beauté.

Les bains orientaux ou de vapeur, suivis du massage complet du corps, avec affusions d'eau tiède et fumigations aromatiques, sont aussi un excellent moyen de préservation et de conservation.

Nous avons vu, plus haut, le degré de perfection que peut atteindre le toucher ; c'est surtout chez l'aveugle qu'on cite des exemples extraordinaires, presque incroyables.

En général, les aveugles distinguent fort bien, au toucher, les différentes pièces de monnaie, soit de billon, soit d'or ou d'argent. Il en est qui, par un long exercice du toucher, sont parvenus à distinguer les couleurs !... Le docteur Itard cite, dans son *Hygiène domestique*, un aveugle qui avait appris à démonter une montre, à la nettoyer et à la remonter, sans autre secours que les instruments ordinaires de l'horloger. Il n'est point rare de voir des aveugles jouer aux cartes, aux dames et aux échecs. Quelques-uns exécutent des travaux de patience et de précision, tels que des pièces mécaniques à rouages très-multipliés. De nos jours l'aveugle Montal fabriquait des pianos très-estimés, et s'est fait une réputation méritée dans ce genre d'industrie.

On a remarqué que les impressions tactiles variaient selon les âges, les tempéraments, l'état de calme ou d'agitation de l'individu, et selon les climats et les saisons.

Pendant l'hiver, le froid resserrant les pores et rendant la peau sèche, ces impressions sont plus faibles que pendant la saison chaude. La seconde moitié du printemps et le commencement de l'été sont très-favorables à l'exercice du tact, parce que le tissu cutané est dilaté par la chaleur et qu'une douce moiteur existe à la surface de la peau. — Chez les animaux cette époque est celle des rapprochements; les sens du tact et de l'odorat sont arrivés à leur plus haut degré de développement. Le rapprochement effectué, les sens reprennent leur marche ordinaire.

Selon les âges, le toucher subit une progression et une décroissance bien marquées; très-délicat pendant la jeunesse, il devient obtus chez les vieillards.

Dans certains états passionnels, l'impressionnabilité du tact s'accroît en raison des mouvements du cœur et de l'âme. Dans l'irritation, dans la colère, le tact participe de l'irritation générale. Mais c'est surtout pendant la courte période des premières amours que l'érectilité des papilles nerveuses communique au toucher une sensibilité exquise, et que toutes les impressions tactiles sont le plus vivement ressenties.

Quel est celui d'entre nous qui ne se rappelle, avec bonheur, ces beaux jours de jeunesse éclairés par un premier amour? De cet amour chaste, timide, qui n'a rien de sensuel, et qui brûle au fond du cœur aussi pur que le feu sacré sur l'autel. Le contact d'un ruban, d'un voile de celle qu'on aime vous rend heureux ; le toucher de sa main vous fait tressaillir..... Et si, par une faveur inappréciable, elle permet à vos lèvres d'effleurer cette main adorée... oh ! alors, c'est un bonheur mêlé d'ivresse qui circule dans vos veines et envahit le corps entier ! c'est une volupté de l'âme qui enchaîne vos sens et les condamne au silence ; parce que, dans ces jours de poésie, le désir impur n'a pas encore souillé l'objet de vos amours. C'est encore une idole, une divinité aux pieds de laquelle vous vous prosternez, et qui, dans sa bonté, vous accorde un sourire en retour de vos adorations.

Ici se termine ce que nous avions à dire sur les sens ; nous croirons avoir atteint le but que nous nous étions proposé si nos lecteurs ont pu se convaincre de ces vérités physiologiques :

Les sens sont les admirables instruments que nous a donnés la nature pour notre conservation et pour nous mettre en rapport avec le monde extérieur. C'est par eux que nous acquérons toutes nos connaissances ; c'est à eux et au cerveau que nous devons notre supériorité sur les autres animaux qui peuplent la terre. — L'action des agents extérieurs sur nos sens produit la *sen-*

sation qui est instantanément transmise au cerveau où s'opère la *perception*. En d'autres termes : Les sens reçoivent, transmettent, et le cerveau perçoit. Or, si la somme de nos connaissances est en raison directe de la perfection de nos sens, il est logique de réunir tous nos efforts pour les développer, pour les perfectionner et les conserver intacts jusqu'aux limites de la vie.

CHAPITRE VIII

La santé est strictement l'équilibre parfait entre les fonctions organiques du corps humain. — La maladie est l'état contraire, c'est-à-dire le dérangement d'une ou de plusieurs de ces fonctions.

Les causes qui arrêtent, retardent ou pervertissent le cours de ces fonctions, sont de trois sortes : chimiques, mécaniques et morales.

Les causes *chimiques* existent dans l'air que nous respirons, et dans les diverses substances introduites dans notre économie, soit par la respiration, soit par l'absorption cutanée ou par les voies digestives ; elles embrassent donc toutes les substances délétères ingérées dans l'estomac, aspirées par les poumons ou absorbées par les pores de la peau, et portées ensuite dans le torrent de la circulation. Ces substances délétères se trouvent en contact avec les principes constituants des fluides et des solides de notre corps, se combinent avec eux, en vertu des lois chimiques, et forment des composés nouveaux, véritables corps étrangers qui porteront bientôt le trouble dans l'équilibre des fonctions, d'où la *maladie ;* ce trouble persistera jusqu'au moment où la force vitale les expulsera au dehors, au moyen d'une *crise,* et, après cette crise, la *santé* reviendra prendre possession de son domaine.

Ces agents délétères sont les miasmes répandus dans l'air, cause déterminante de ces terribles maladies : peste, typhus, choléra... qui promènent leurs ravages sur les populations du globe. — Les fièvres paludéennes, pernicieuses, autre fléau, circonscrit dans certaines localités. — Les poisons et quelques médicaments rangés dans la classe des poisons.

Le nombre des substances qui détruisent la vie est assez considérable ; les unes agissent promptement, les autres dans un espace de temps plus ou moins long. Parmi les poisons dits stupéfiants, il en est qui ont la propriété de coaguler instantanément l'albumine et la fibrine du sang. Sous leur influence, purement chimique, le sang est décomposé ; ses principes réunis qui composent une masse liquide, sont isolés, séparés les uns des autres ; des grumeaux fibrineux se forment dans les veines ; la circulation sanguine s'arrête et la mort foudroie l'individu !... L'acide prussique ou cyanhydrique, les miasmes cholériques tiennent le premier rang parmi ces poisons.

2° Les causes mécaniques des maladies comprennent toutes les altérations d'un ou de plusieurs organes, par une action soit intérieure, soit extérieure, telle que les corps contondants, tranchants, irritants, caustiques, etc. Ainsi, une forte contusion détruit les rapports des parties sous-jacentes; les blessures divisent la peau et les tissus organiques, les nerfs, artères, veines, muscles, etc. Les caustiques, selon leur degré de concentration, détruisent, peu à peu ou tout à coup, les parties soumises à leur action.

3° Les causes morales se comportent, à peu de différence près, comme les causes mécaniques, mais l'action, au lieu d'être extérieure, se passe à l'intérieur. — Les émotions violentes, les accès de fureur, les grandes frayeurs, les saisissements stupéfiants, etc., peuvent arrêter subitement les sources de la vie. — Les chagrins prolongés, la nostalgie, la crainte, la haine, l'envie et toutes les passions concentrées, altèrent peu à peu la force vitale, retardent ou augmentent les mouvements du cœur et finissent par dénaturer la fonction nerveuse.

Enfin, il existe une cause générale des maladies; cette cause, tantôt primitive, tantôt subséquente, n'est qu'un trouble dans l'innervation; peut-être la science découvrira-t-elle un jour que toute maladie est le résultat d'une altération nerveuse.

On sait qu'une maladie s'accuse toujours par un dérangement des fonctions physiologiques

La cause première de ce dérangement reste ordinairement cachée, hormis les cas de cause mécanique. La médecine connaît la cause prochaine ou secondaire; mais celle-ci n'est que la conséquence de la première. Exemple : sur un point de la peau une rougeur paraît, se développe avec chaleur et douleur. Pourquoi? Bientôt la partie se tuméfie et passe du rouge au blanc mat; la douleur s'apaise; peu de temps après la tumeur s'abscède et laisse voir un corps étranger enfoncé dans l'épaisseur du tissu, une épine..... La cause enlevée, détruite, la maladie cesse et les fonctions physiologiques reprennent leur cours normal.

Dans toutes les maladies, en général, aussitôt qu'une cause quelconque dérange, enraie les fonctions organiques, la force vitale cherche incessamment à expulser l'agent qui la trouble et à rétablir l'ordre. — Si la force vitale a le dessus, l'agent morbifique est expulsé et la santé revient. Si, au contraire, l'agent délétère domine la force vitale, les fonctions organiques sont chaque jour plus profondément atteintes et la mort termine la lutte entre ces deux forces ; car la mort n'est autre chose que l'extinction de la force vitale.

La guérison de toutes les maladies s'opère par une crise, soit sensible, soit insensible. La crise est l'expulsion de l'économie, l'élimination du principe morbifique ou délétère. Les crises ont lieu par les sueurs, les urines, les flux séreux et muqueux, par les hémorrhagies nasale, pulmonaire, intestinale ; par des éruptions cutanées de

tous genres, par des fatigues musculaires insolites et quelquefois par un sommeil léthargique.
En un mot, on doit entendre par crise l'expulsion
de notre corps, n'importe par quelle voie, de
l'agent morbide qui gênait le libre exercice de la
vie.

Un des écueils de la médecine, c'est le diagnostic des crises; c'est de juger avec certitude que
tel flux, telle évacuation muqueuse, séreuse ou
sanguine est une évacuation critique. Le diagnostic est ici une affaire capitale, puisqu'il s'agit de
la vie ou de la mort!... Supposez que la nature
cherche à expulser, par une hémorrhagie intestinale, le principe qui la gêne, et qu'au lieu de
favoriser ce flux critique, on l'arrête, on le sup-
prime... N'est-ce pas, comme on le dit vulgairement,
enfermer le loup dans la bergerie?... La nature
aurait guéri le malade; l'art inexpérient a mis
ses jours en danger. Voilà pourquoi le tact médical et l'expérience sont deux qualités indispensa-
bles au praticien, afin de diagnostiquer sûrement,
et de discerner les vraies des fausses crises. Ne
jamais contrarier la nature dans son travail éli-
minateur; l'aider par tous les moyens que l'art met à
sa disposition, tel doit être le but des constants efforts
du médecin.

CHAPITRE IX

Le mot *douleur,* en général, indique un des côtés sombres de l'organisation humaine. La douleur est une sensation pénible causée par un agent extérieur ou intérieur; d'où, deux sortes de douleurs : les *physiques* et les *morales.*

La douleur a ses degrés qu'on pourrait comparer aux notes de la gamme : depuis la douleur la plus faible, la plus légère, jusqu'à la douleur la plus vive, la plus aiguë, il existe une foule de douleurs intermédiaires qui portent l'empreinte de la maladie et de la circonstance qui leur ont donné naissance.

Quelques *nosologues* ont essayé de classer les douleurs physiques, dans le but d'éclairer leur diagnostic, et pour en retirer des indications utiles dans le traitement des maladies ; ces classifications, tirées de la nature même des douleurs, laissent beaucoup à désirer ; elles peuvent néanmoins, offrir des ressources au praticien qui sait les apprécier.

SECTION I

CLASSIFICATION DES DOULEURS.

La DOULEUR PHYSIQUE est la conséquence nécessaire de tout choc, de tout contact ou de toute violence qui intéresse le tissu nerveux. Ainsi, tous les agents capables de détruire le parenchyme ou d'exalter la vitalité d'un organe, est une cause de douleur.

Les douleurs varient selon les causes qui les produisent, selon leur siége et la gravité des maladies.

On donne les noms de :

Gravatives aux douleurs accompagnées d'un sentiment de gêne et de pesanteur, comme dans les hydropisies, l'engorgement des glandes, les anévrismes, etc.

Tensive, lorsque la douleur est due à la distension des parties, à la formation des tumeurs qui gênent la circulation, etc.

Divulsive, lorsqu'il y a menace de rupture des tissus.

Pulsative, lorsqu'elle donne lieu à des battements réguliers, comme dans le phlegmon, le panaris, la brûlure, etc. -

Pongitive, lorsqu'on éprouve un picotement vif et soutenu, un sentiment de piqûre.

Mordicante, lorsqu'elle développe une chaleur âcre
et brûlante.

Lancinante, lorsqu'elle fait éprouver une sensation
semblable à des coups de lancette.

Térébrante, lorsqu'elle est profondément située, et
qu'elle s'accompagne de mouvements analogues à
ceux d'une tarrière en action.

On pourrait prolonger ces qualifications de la douleur physique; mais ces, exemples suffiront au lecteur.

La DOULEUR MORALE a son siége primitif dans l'organe de la pensée, autrement dit le cerveau. Les
causes sont presque toujours une vive frayeur et
surtout des peines de cœur, de profonds chagrins,
suite de déceptions, de revers ou de pertes souvent
irréparables... Alors, la douleur de même que l'idée
fixe, s'attache au cerveau, s'y incruste et passe à l'é-
tat chronique.

Lorsque le sujet n'a point assez de force, de volonté pour chasser cette douleur tenace, les effets
sont les mêmes que ceux des passions tristes;
elles retentissent sur les fonctions organiques,
les allanguissent et les pervertissent. C'est particulièrement sur le cœur et sur l'estomac que les
douleurs morales promènent leurs ravages; sous
leur funeste influence, la circulation tantôt se pré-
cipite et tantôt se ralentit; ce sont des palpitations tumultueuses, des défaillances, des syncopes..... Les digestions deviennent chaque jour plus
difficiles; l'appétit se pèrd ou s'exagère, la nutrition languit, le sang s'appauvrit; la fonction ner-

veuse s'éloigne de plus en plus de son cours normal, et si l'on ne parvient à maîtriser, à chasser cette douleur morale, cause de tant d'accidents, elle finit par développer de profondes altérations organiques, contre lesquelles tous les efforts de l'art restent impuissants.

En résumé, les douleurs ne sont que les symptômes des diverses maladies auxquelles nous sommes sujets. Aucune douleur, aussi légère, aussi obscure qu'elle soit, ne peut se manifester sans qu'il y ait gêne, fatigue ou trouble plus ou moins apparent, dans les parties qui en sont le siége. Or, la douleur étant l'expression, non équivoque, de la souffrance d'un ou de plusieurs organes, nous devons la considérer comme l'avertissement d'un trouble fonctionnel et d'une maladie prochaine. Alors, la prudence conseille de condamner la partie au repos, d'éloigner d'elle tout ce qui pourrait aggraver ou entretenir son état douloureux ; enfin, de l entourer des soins que l'hygiène et la médecine prescrivent en cette circonstance.

SECTION II

DOULEURS NÉVRALGIQUES.

Le plus grand nombre des sujets prédisposé aux douleurs névralgiques ne tiennent généralement aucun compte des symptômes précurseurs ; ils continuent leur même genre de vie..... Bientôt le jour arrive où la maladie qui progressait lentement, fait une subite invasion ! Alors, les douleurs, pendant quelque temps assoupies, se réveillent, se développent avec une telle violence, qu'il n'est plus possible de vivre avec elles. Le médecin est appelé ; il déploie toutes les ressources de son art, pour combattre un ennemi qu'il ne peut saisir... il ordonne tout ce que la thérapeutique possède de plus efficace, en pareil cas ; les douleurs persistent toujours..... Si parfois, il obtient une légère amélioration ; il est heureux de pouvoir faire espérer au patient une guérison prochaine. Mais, en réalité, cette rémittence n'est que passagère ; les douleurs reparaissent de nouveau et quelquefois plus violentes ! Le malade déçu, s'irrite, se désespère ; souvent il change de médecin ; c'est la plus grande sottise qu'il puisse faire, et voici pourquoi :

La nomenclature des maladies est largement tracée dans divers ouvrages, *ex-professo*, de nosographie. Les adeptes médecins consacrent leur jeunesse à étudier les doctrines exposées dans ces ouvrages, et à en faire l'application dans les hôpitaux. Parvenus au grade de docteur, ils quittent les Écoles et vont dans la société exercer leur profession. Il est tout naturel que leur pratique médicale soit la même, ou à peu près, que celle de leurs maîtres. Si, exceptionnellement et très-rarement, il surgit, de loin en loin, quelques *novateurs,* doit-on s'en réjouir ou s'en alarmer?... Hélas ! nous hésitons à le dire... si leurs travaux très-remarquables , sans doute, rapportent quelques profits à la science, il n'en est pas de même pour les pauvres malades; témoin le célèbre Broussais! qui s'est immortalisé par son savant ouvrage sur les *phlegmasies*. Mais, si l'on compare les tables de la mortalité, dans les salles de l'hôpital du Val-de-Grâce, où trois médecins distingués traitaient leurs malades d'après l'ancienne méthode curative, et où Broussais traitait les siens d'après sa nouvelle méthode dite physiologique, on trouve les résultats suivants :

ANNÉES	MESSIEURS LES DOCTEURS			
	VAIDY	DESGENETTES	PIERRE	BROUSSAIS
1815	1 sur 17	1 sur 19	1 sur 16	1 sur 11
1816	morts 1 sur 24 malades	morts 1 sur 22 malades	morts 1 sur 25 malades	morts 1 sur 19 malades
1817	1 sur 18	1 sur 20	1 sur 24	1 sur 14
1818	1 sur 15	1 sur 16	1 sur 20	1 sur 12
1819	1 sur 12	1 sur 22	1 sur 18	1 sur 8

D'après ce tableau, les résultats de la méthode nouvelle créée par Broussais, sont loin d'être aussi avantageux pour les malades que ceux obtenus par l'ancienne méthode.

On m'objectera que soutenir une semblable thèse, c'est être l'ennemi du progrès. A Dieu ne plaise ! Personne plus que moi ne désire le progrès en toutes choses, et nul ne lui a voué un culte plus assidu. Notre tâche est de recueillir et d'exposer les faits tels qu'ils sont ; nous laissons au lecteur le soin de juger et de conclure.

SECTION III

AGENTS THÉRAPIQUES

Passons maintenant à la nomenclature des substances employées par les médecins, pour attaquer, combattre et guérir les maladies. Ainsi que nous avons un *Code civil* où sont déposées les lois qui régissent notre société, de même nous possédons un *Codex pharmaceutique* où toutes les substances, toutes les formules usitées en médecine, sont inscrites et détaillées avec une méthode, une clarté qui ne laisse rien à désirer. De plus, des indications précises sur les propriétés de ces agents, sur leurs préparations et combinaisons avec d'autres agents pharmaceutiques, sur leur meilleur mode d'administration et sur les effets qu'on en obtient. En un mot, le *codex* est un répertoire complet de toutes les substances solides, liquides et gazeuses qui peuvent être administrées comme médicaments.

On comprendra facilement que les ordonnances des médecins découlent des formules insérées au codex, et se rapprochent plus ou moins de leurs modèles. Mais cela ne veut pas dire que les médecins soient asservis à ces formules. En effet, chaque praticien modifie ces formules selon le tempérament, la susceptibilité organique du malade, et selon ses idées propres sur la nature de l'affection qu'il est appelé à combattre, etc., etc., d'où il résulte que les formules et ordonnances médicales sont très-variées, quoique ayant pour base celles du codex. Citons un exemple :'

La *potion calmante* du codex est composée d'eau de fleurs d'oranger, d'eau de laitue et d'opium qui en est la partie active. Eh bien! cette potion peut se modifier de plusieurs manières.

D'abord, en diminuant ou en augmentant la dose du principe actif. — En remplaçant le sirop d'opium par le sirop de lactucarium. — En substituant la codéine à l'opium; ou en mélangeant diverses substances narcotiques d'après les doses déterminées par l'art pharmaceutique.

Il y a donc plusieurs manières de modifier les formules du codex pour les adapter à la constitution et à l'état du malade; mais, nous le répétons, la base, la source de toutes ces formules se trouve dans le codex. Or, si l'on change de médecin au milieu d'une maladie, il est très-probable que le nouveau médecin ordonnera les mêmes drogues que son prédécesseur, avec ou sans modifications; à moins que le premier médecin se soit trompé sur le genre de maladie, et qu'il ait traité une maladie pour une autre; ce qui malheureusement arrive quelquefois. Voilà pourquoi le malade ne doit point rechercher la valeur scientifique dans son médecin, mais bien le *tact médical*, qui lui fait connaître et apprécier le genre de maladie, sa marche, sa durée et sa terminaison. On peut, en toute confiance, se livrer

au médecin qui possède cette précieuse faculté.
Les médecins les plus savants dans leur art, les
plus habiles en théorie, ne sont pas toujours les
plus heureux praticiens. L'essentiel pour le malade c'est d'être guéri promptement et radicalement si c'est possible. En émettant cette opinion,
nous rejetons toute expression, toute pensée qui
pourrait blesser la susceptibilité des médecins,
dont nous proclamons hautement le dévouement
et l'utilité.

CHAPITRE X

Maladies nerveuses.

Parmi les nombreuses et tristes maladies qui affligent notre espèce, les affections nerveuses tiennent une place considérable; ce sont elles qui nous causent les douleurs les plus aiguës, comme aussi les plus tenaces et d'une durée illimitée. En général, les prodrômes de ces affections sont obscurs et lents; on éprouve une gêne, un malaise dans la partie qui en est le siége; on y prête peu d'attention. La douleur couve lentement comme le feu sous la cendre; puis, au moment où l'on s'y attend le moins, elle vous frappe comme un coup de foudre!... A cette brusque invasion qui ne laisse plus aucun doute sur la maladie, on demande les secours de la médecine: c'est un peu tard... si, dès les premiers symptômes, c'est-à-dire dès les premiers jours de gêne et de malaise, on eût fait venir le médecin, peut-être aurait-il pu refouler la maladie et l'empêcher de prendre domi-

cile dans les tissus qu'elle a choisis. Une fois déclarée, il est très-difficile de l'anéantir; parce qu'il
est cent fois plus facile de prévenir une maladie
que de la guérir. Si jamais la vérité d'un axiome
fut démontrée, c'est bien le cas qui nous occupe.

Nous avons fait connaître, dans la première
partie de cet ouvrage, l'origine des nerfs, leur
marche à travers les tissus et leur distribution
dans toutes les parties du corps sans exception;
on a vu que leurs embranchements et leurs ramifications étaient si multipliés, qu'il n'est pas un
point de notre économie qui ne reçoive un filet
nerveux. Or, si les nerfs sont les agents exclusifs
de la sensibilité et des sensations, il est évident
qu'il ne peut y avoir de douleur sans eux. Donc,
les parties du corps où les nerfs ont été détruits
par un accident quelconque, sont frappées à jamais d'*anesthésie*, c'est-à-dire d'insensibilité complète.

SECTION I

CLASSIFICATION DES MALADIES NERVEUSES.

Les auteurs qui se sont occupés des maladies
nerveuses les ont distinguées en *névroses, névralgies et névrites.*

Les altérations de la sensibilité et de la con-
tractibilité, autrement dit du sentiment et du mouvement, sans trouble apparent, sans lésion matérielle appréciable, ont reçu le nom de *névroses.*

Lorsque la névrose, changeant de caractère, revêt les symptômes de l'irritation, avec douleur aiguë et tuméfaction, on l'appelle *névralgie*. La douleur suit alors le trajet du nerf ou des nerfs affectés

Enfin, le nom de *névrite* s'applique tout particulièrement à l'irritation, à l'inflammation de la substance même du nerf, ou plutôt à l'inflammation du *névrilème*, ou membrane qui recouvre intimement tous les nerfs.

Le très-grand nombre et les variétés multiples des affections nerveuses, en rendent la classification longue et embarrassée; nous pensons qu'il est préférable, pour la rendre plus claire et plus facile à saisir aux gens du monde, de réunir toutes les maladies nerveuses en une seule classe divisée en cinq groupes :

1° Les *névroses* proprement dites, ou troubles fonctionnels qu'on ne peut rattacher à aucune lésion matérielle appréciable. Ces troubles très-nombreux, très-variés, attaquent tantôt la sensibilité, tantôt le mouvement, tantôt l'intelligence et plus rarement toutes les facultés à la fois. Le plus souvent ils se bornent à un membre, à un organe; mais ils peuvent s'étendre à tout un appareil d'organes.

2° Les affections *convulsives* ou *spasmodiques*, telles que les convulsions des muscles soumis à la volonté ou indépendants de cette influence; le spasme de l'œsophage, de l'estomac; l'asthme spasmodique, etc. Néanmoins, les convulsions ne sont point toujours des névroses, elles peuvent aussi dépendre d'une irritation du cerveau comme dans le tétanos, la danse de St-Guy, ou chorée, l'épilepsie, la catalepsie, etc.

3° Les *névralgies* ou douleurs plus ou moins vives; on les distingue en névralgies externes et névralgies internes. Les premières comprennent la migraine; le tic douloureux de la face; les névralgies dentaires, la sciatique, etc., etc. Les secondes affectent particulièrement l'estomac : *gastralgie;* — les intestins : *entéralgie.* — L'estomac et les intestins : *gastro-entéralgie.* — La matrice : *hystéralgie.* On leur donne souvent le nom collectif de *viscéralgie* qui veut dire douleur nerveuse des viscères, des entrailles, du foie, des reins, etc.

4° La *paralysie* ou abolition du mouvement dans un organe, dans un membre ou une partie du corps. La sensibilité, quoique considérablement diminuée, subsiste; mais il est certaines paralysies dans lesquelles la sensibilité et le mouvement sont perdus.

Lorsque les racines antérieures des nerfs rachidiens sont atteintes, la paralysie ne porte que sur le mouvement. Lorsque ce sont les racines postérieures, la sensibilité est abolie.

5° Les *affections mentales* ou *vésanies* se développent généralement à la suite d'une lésion ou d'une irritation du cerveau, soit par cause physique, soit par cause morale; d'où il résulte un dérangement plus ou moins complet des facultés intellectuelles. — L'hérédité de ces tristes affections est aussi une cause à laquelle beaucoup d'individus ont de la peine à se soustraire. L'hygiène pratiquée dès le bas âge et continuée pendant toute la jeunesse, peut, néanmoins modifier, sinon éteindre ces funestes transmissions héréditaires (1). Mais, il faut une persévérance, un courage dans l'application de ces moyens transformateurs, que peu de personnes possèdent jusqu'à la fin.

La famille des maladies mentales n'est, hélas! que trop nombreuse, pour le malheur de notre espèce : depuis l'idiot débonnaire jusqu'au fou furieux, on rencontre une très-grande variété de folies intermédiaires qui toutes accusent une lésion du cerveau. Parmi ces folies, il en est d'étranges, de terribles, on pourrait dire de redoutables! Ce sont les monomanies furieuses, homicides... Les monomaniaques de cette catégorie brisent, déchirent tout ce qui les met en fureur; ils attaquent hommes, femmes, enfants; ils assassinent, empoisonnent, incendient, portent partout la désolation et la terreur; on s'empresse de les lier, de les encager comme des bêtes féroces; mais le mal est fait : l'incendie dévore le village, la mère pleure son enfant, la fille son père assassiné par le monomaniaque... Devant tant de meurtres et de crimes commis par les fous, on se demande si l'homme qui se dit l'être privi-

(1) Voyez l'*Hygiène du Mariage* où la question de l'hérédité est traitée avec les développements que mérite son importance.

légié de la nature, n'est pas de tous les êtres qui peuplent la terre, le plus malheureux, le plus à plaindre ?

Quittons un sujet si triste et qui n'est point le nôtre ; nous renvoyons le lecteur qui désirerait connaître les causes et les phénomènes de l'aliénation mentale aux ouvrages des Pinel, des Esquirol, des Métivier, des Falret, qui ont consacré leurs talents et leur vie à combattre ces navrantes infirmités de la nature humaine.

SECTION II

COMMENT DÉBUTENT LES MALADIES NERVEUSES. — LEUR MARCHE. — PHÉNOMÈNES QUI LES ACCOMPAGNENT. — LEUR DURÉE. — LEUR TERMINAISON.

Une longue étude et de nombreuses observations de certaines maladies nerveuses, m'ont peut-être fait découvrir un des côtés mystérieux de ces affections. Affligé moi-même d'une *gastro-entéralgie* ou mieux dire d'une névrose des voies digestives, compliquée de phénomènes alarmants, j'ai pu suivre, pas à pas, cette affreuse maladie dans ses phases les plus douloureuses. Voici le résultat de mes observations.

En général, les affections nerveuses travaillent longtemps l'organisme avant de se déclarer, de aire invasion. Un individu jouissant d'une bonne santó, éprouve tout à coup une dóuleur, un vomissement, une perte ou un excès d'appétit, un malaise partiel ou général dont il ne peut se rendre compte. Le lendemain ou le surlendemain ces phénomènes ont disparu ; l'équilibre s'est rétabli dans ses fonctions organiques ; alors, se trouvant aussi bien qu'avant l'atteinte, il ne prête aucune attention à ce qui s'est passé la veille et il finit par l'oublier.

Trois ou six mois, quelquefois une année après, de semblables phénomènes se renouvellent ; l'individu croit encore que c'est une de ces indispositions éphémères que la médecine n'a pu définir ; son attention ne s'y arrête pas plus que la première fois. Si le malaise est plus prononcé, la douleur plus vive, il se borne à garder la chambre, à supprimer ou diminuer un repas. — Les jours suivants, se croyant débarrassé, il reprend son genre de vie habituel, ne se doutant pas qu'il est sous l'influence d'une incubation maladive.

Quelques mois plus tard, au moment où il s'y attend le moins, la maladie nerveuse se déclare brusquement ; son invasion est accompagnée de symptômes étranges, d'effrayants phénomènes !... Des élancements dans l'estomac, des vomissements, des palpitations à perdre haleine, des troubles affreux dans les mouvements du cœur..... Le ballonnement de l'estomac et du ventre par la formation d'une énorme quantité de gaz ; des borborygmes, des éructations incessantes, simulant parfois une explosion. Des sueurs glacées, une salivation visqueuse, qui se transforme en une épaisse mousse de savon ; des tintements d'oreilles, des éblouissements, des suffocations, des vertiges à chanceler, à simuler l'ébriété... Enfin, un malaise général, indéfinissable, suivi quelquefois de faiblesse et d'évanouissement.

De ce moment, plus de doute, la névrose a envahi un ou plusieurs organes; elle s'y est établie en maître et ne doit plus les quitter. Effrayés par ces violents symptômes, les parents ou amis envoient quérir un médecin. Celui-ci devrait se borner à relever le moral abattu du malade, à le rassurer, à calmer ses craintes qui redoublent son agitation; à lui ordonner une de ces potions calmantes, dont l'effet est d'agir plutôt sur l'imagination que sur l'organisme; car, hélas! le médecin ne peut rien dans cette circonstance; son rôle doit se borner à l'expectation. L'attaque commencée doit suivre fatalement son cours; elle aura une durée plus ou moins longue et se terminera par une évacuation, une excrétion critique. Ces excrétions se manifestent sous des formes très-variées : ce sont des éruptions de gaz par le haut et par le bas, des sueurs, des coliques, des vomissements, un flux abdominal, un saignement de nez, un frémissement nerveux par tout le corps; des bâillements fréquents, accompagnés de pandiculations et de profonds soupirs, etc., etc. Ces crises ne sont à proprement parler que la manifestation des efforts tentés par la nature pour expulser hors du corps l'agent morbide qui la gêne. Si par un remède intempestif, on arrête la crise, l'attaque, loin de diminuer, redouble de violence, et le pauvre malade croit son état désespéré, sa fin prochaine.....

D'après ce court exposé, il est facile de comprendre combien il est important de discerner les phénomènes critiques des phénomènes morbides, et combien il serait dangereux de les supprimer!

Nous avons dit, plus haut, que l'incubation des maladies nerveuses, en général, et des névroses en particulier, était fort lente et pouvait durer des mois, des années entières. Beaucoup de *névrosés* qui ont fixé leur attention sur les premiers prodrômes nerveux qu'ils ont éprouvés, assurent que l'invasion réelle et complète de leur maladie n'a eu lieu que trois, quatre et même six années plus tard ; de telle sorte que l'incubation aurait duré ce laps de temps!...

La névrose une fois déclarée, a suivi son cours sans qu'aucun des nombreux moyens dont dispose la médecine ait pu l'arrêter. Le régime alimentaire et la conduite hygiénique en ont modéré la violence, ont abattu ou calmé les symptômes; mais la guérison n'a jamais couronné les efforts de l'art. Telle est la confidence faite par beaucoup de névropathes et de névrosés.

Lorsqu'après un temps, ordinairement fort long, la maladie n'a point altéré les organes (et dans les cas où elle est curable), la nature mettra le même laps de temps à expulser le mal que celui-ci en a mis pour envahir l'organe ou les organes. De telle sorte que la névrose avant de disparaître parcourra les mêmes phases qu'elle avait parcourues depuis son début jusqu'à son *état;* autrement dit à son plus haut degré d'intensité; puis, en déclinant, elle repassera de même par les nuances de rémission, de recrudescence, de diminution et d'affaiblissement graduel, jusqu'à sa disparition, sa complète extinction. On dit vulgairement alors, que la maladie s'est usée; ou bien que le corps a usé la maladie.

Tous les malades cherchent incessamment à se guérir; c'est naturel. Les névropathes qui souffrent continuellement sont toujours à la pistes des moyens propres à alléger, à dissiper leurs douleurs; m'adressant à eux spécialement, je dirai:

Fuyez, fuyez les charlatans, vendeurs de drogues. Affichez un scepticisme insurmontable pour ces merveilleux spécifiques annoncés, prônés par les journaux. Aujourd'hui, plus que jamais, l'annonce est une amorce jetée aux gens crédules: ayez bien garde de vous y laisser prendre, car vous en auriez un cruel repentir...

Goutteux, rhumatisans, gastralgiques, voulez-vous connaître la vérité sur les névroses et toutes les maladies nerveuses en général? la voici.... Ne vous en alarmez pas, surtout ne vous découragez pas.

N'espérez jamais une guérison complète, absolue; les exemples d'une guérison semblable sont si rares qu'ils n'ébranlent nullement la règle. Rassurez-vous, votre vie n'est pas en danger; mais, vous pouvez la compromettre par des écarts de régime et surtout par l'abus des remèdes.

Si vous voulez vivre longtemps, pour vos parents, pour vos amis, il faut commencer par respecter votre ennemi qui est la maladie. Cet ennemi est d'une exigence telle qu'il faut lui sacrifier tous vos plaisirs sensuels..... Il vous faut suivre un régime sévère, car la moindre infraction l'irrite et le rend plus dangereux ! On doit, passez-moi le mot, en faire son compagnon, j'allais dire son ami..... Peu à peu vous contractez l'habitude de vivre ensemble ; les privations que vous vous imposez journellement perdent de leur amertume et ne paraissent plus si dures... Si vous êtes privé des voluptés des sens, vous ressentez plus vivement les joies du cœur et de l'âme.

C'est une vie de privations et de souffrances, objecterez-vous ? C'est vrai... je l'admets... Sachez aussi que ce sont ces privations et ces souffrances qui vous apportent une immunité contre d'autres maladies ; de telle sorte que vous, chétifs gastralgiques, vous usez les constitutions les plus robustes ; c'est-à-dire, que vous voyez s'éteindre une foule de sujets forts, vigoureux, pleins de santé, qui semblaient défier la maladie... ils sont morts, et vous vivez !... Parce que vous vous êtes habitués à une vie sobre, austère ; parce que vous vous êtes astreints à des règles d'hygiène qui sont le plus sûr garant de la santé, et l'on pourrait ajouter un brevet de longévité.

CHAPITRE XI

Des névroses en général. (1)

Les névroses, ainsi que nous l'avons dit, sont des maladies nerveuses causées par une lésion de la sensibilité ou de la contractilité, ou par la lésion de ces deux propriétés vitales à la fois ; sans, pour cela, qu'il y ait fièvre ni altération appréciable des parties affectées.

Quoique nous ayons donné, au commencement de cet ouvrage, quelques détails sur le système nerveux, nous y reviendrons encore pour mettre le lecteur en état de bien saisir les phénomènes qui précèdent et accompagnent l'invasion des maladies nerveuses. L'étude des nerfs est hérissée de difficultés ; on ne saurait trop s'y appliquer.

Nous comparerons le système nerveux du corps humain à un arbre ; cette comparaison ne man-

(1) Nous ne nous occuperons, dans cette seconde partie, que des névroses et des névralgies proprement dites.

que pas d'exactitude. En effet, *l'arbre nerveux* se compose d'une *souche* qui est le cerveau ; d'un *tronc* qui est la moelle épinière et de *branches* qui sont les nerfs partant, soit du cerveau, soit de la moelle, pour se ramifier dans toutes les parties du corps.

Les travaux anatomiques ont démontré que les nerfs offraient deux espèces distinctes. Les nerfs de la première espèce sont fournis par le cerveau et la moelle épinière ; ils se distribuent à tous les organes pour leur donner la faculté de sentir ou la *sensibilité*, et la faculté de se mouvoir ou la *contractilité*. Toutes les parties du corps où cette espèce de nerfs fait défaut, sont privées de sentiment et de mouvement. Tels sont, par exemple, les cheveux, les ongles, les os, etc. Les organes des sens, au contraire, et les organes de la locomotion étant abondamment pourvus de nerfs possèdent à un haut degré le mouvement et la sensibilité.

Les nerfs de la seconde espèce qu'on pourrait nommer *nerfs viscéraux* se distribuent à tous les viscères contenus dans le corps, tels que le cœur, les poumons, le foie, les reins, la rate, les organes de la génération, l'estomac et les intestins. L'ensemble de tous ces nerfs viscéraux porte le nom de *grand sympathique ;* les ramifications de ce nerf ont plusieurs points de communication avec les nerfs de la première espèce, parce que dans un corps vivant tout est lié par la sympathie nerveuse.

Ainsi, les nerfs de la sensibilité et du mouvement qu'on appelle aussi nerfs de *relation*, puisqu'ils nous mettent en rapport avec les corps extérieurs, sont fournis par le cerveau et la moelle épinière. — Les nerfs viscéraux nommés aussi nerfs de la *nutrition*, ont pour centre un très-grand nombre de petits ganglions rougeâtres, placés le long de la colonne vertébrale derrière les entrailles. Une infinité de filets nerveux partent de ces ganglions, pour se porter dans les viscères et leur donner la vie. Ces nerfs sont dépourvus de sensibilité et la volonté n'exerce aucune action sur eux. On ne peut faire mouvoir à son gré, son cœur, son estomac, ses poumons, etc., comme on fait mouvoir ses bras, ses jambes, ses yeux, etc... Néanmoins, comme les viscères reçoivent quelques filets nerveux du cerveau, ils peuvent transmettre quelques sensations à cet organe ; ce qui prouve, une fois de plus, la sympathie nerveuse du corps entier.

D'après cette démonstration le lecteur comprendra facilement qu'il doit exister deux sortes de névroses ; l'une inhérente aux nerfs du sentiment et du mouvement ; l'autre affectant spécialement les nerfs viscéraux.

La première embrasse toutes les névroses sensorielles, c'est-à-dire affectant les sens. La seconde comprend les névroses contenues dans les cavités pectorale et abdominale : le cœur, les poumons ; le foie, la rate, les reins, l'estomac, les intestins, et la vessie, et l'utérus ou matrice, chez la femme.

Toutes les névroses ne sont point *idiopathiques,* c'est-à-dire spéciales aux organes affectés ; elles peuvent aussi siéger sur des points éloignés et n'être que symptômatiques d'une affection du cerveau ou de la moelle épinière. Lorsque les nerfs du cerveau ou de la moelle épinière sont affectés, il y a d'abord sensations douloureuses dans les organes des sens et de la locomotion, et ensuite des mouvements convulsifs. Si l'inflammation cérébrale n'est point arrêtée, si une congestion sanguine ou une désorganisation a lieu dans le cerveau ou dans la moelle, les convulsions font place à la paralysie. C'est ce qui arrive dans l'apoplexie !

Les phlegmasies aiguës du cerveau constituent ce qu'on nomme la fièvre cérébrale, appelée aussi *arachnite — cérébrite — méningite — frénésie.* Les phlegmasies chroniques du même organe développent de véritables névroses telles que la migraine, les étourdissements, les tintements d'oreilles, les éblouissements, les illusions de la vue, la perte de la mémoire, l'assoupissement ou l'état opposé, l'insomnie. Les malades éprouvent des mouvements convulsifs de la paupière, des muscles du nez, de la bouche ; d'autres éprouvent une roideur de tout le corps ou d'une moitié du corps ; ou encore une faiblesse qui rend impossibles les mouvements comme dans la paralysie. Quelques sujets présentent des mouvements convulsifs très-bizarres ; ils ne peuvent conserver l'équilibre, et chancellent comme s'ils étaient frappés d'ivresse. Pendant leur marche, mal assurée, leurs jambes et leurs bras sont agités par des mouvements convulsifs; ils gesticulent involontairement de même que les névropathes atteints de chorée ou danse de Saint-Guy. Enfin, certaines névroses, en agissant violemment et d'une manière continue sur le cerveau peuvent donner lieu à l'épilepsie, à l'aliénation mentale ! Fort heureusement que ces derniers cas sont assez rares. Plus fréquemment à l'exaltation de la sensibilité succède la faiblesse, l'affaissement des forces ; et, selon que le cerveau a subi des altérations dans telle ou telle partie, le malade éprouve un affaiblissement des facultés intellectuelles. La mémoire est infidèle ; la vue se trouble, l'ouïe devient dure, l'odorat se perd peu à peu et jusqu'au goût, ce compagnon de la vieillesse, qui périclite et abandonne le névrosé.

Les observations médicales nous apprennent que bon nombre de malades, après avoir offert des irritations partielles du cerveau, puis des convulsions et des paralysies locales, finissent par être frappés d'une apoplexie, avec paralysie générale, toujours mortelle. C'est ainsi que se termine ordinairement la vie et les souffrances des personnes depuis longtemps sujettes aux maux de tête opiniâtres, aux convulsions, à la paralysie de la langue, des muscles de la face, des paupières; enfin, aux graves maladies causées par la désorganisation cérébrale.

Ce court exposé suffira pour démontrer au

lecteur que beaucoup de névroses ont leur point de départ au cerveau, et diffèrent complétement des névroses localisées à un organe. C'est au praticien habile à savoir les distinguer et les combattre par des moyens rationnels et jamais empiriques; attendu que tel médicament qui a réussi sur tel individu, a fait beaucoup de mal à tel autre qui, cependant, offrait les mêmes symptômes nerveux. C'est particulièrement dans ces affections que le régime et la conduite hygiénique obtiennent d'heureux résultats. Et, lorsque malheureusement, la névrose invétérée ne doit plus quitter l'organe où elle a établi son domicile, l'Hygiène est la seule puissance capable de la maintenir dans ses bornes, et de s'opposer à ce qu'elle promène plus loin ses ravages. C'est pourquoi il n'est pas rare de rencontrer des névrosés qui luttent, depuis longues années, contre leur ennemi; qui prolongent leur existence au delà du terme présumé, et qui voient s'éteindre autour d'eux grand nombre de personnes favorisées d'une bonne santé. Tout cela est dû à la persévérance dans le régime et la conduite hygiénique.

CHAPITRE XII

Des névroses en particulier.

Rien de plus capricieux que la famille des névroses; de toutes les maladies qui affligent l'espèce humaine, aucune n'offre autant d'irrégularités dans leurs symptômes et leur marche. — Tantôt elles sont continues et tantôt intermittentes. — Celles-ci débutent soudainement, frappent comme un coup de foudre, et font craindre une fin prochaine; cependant, après quelques heures ou quelques jours d'indicibles angoisses, elles s'apaisent et semblent s'endormir... Le calme et l'espoir commençaient à renaître dans l'esprit du malade, lorsque, tout à coup, elles se réveillent, accompagnées de symptômes effrayants. — Celles-là sont discrètes, c'est-à-dire peu douloureuses et compatibles avec les occupations de la vie; mais, elles demandent à être ménagées, soignées incessamment. Au moindre écart de régime, elles s'irritent et revêtent, parfois, un caractère alarmant, sans néanmoins mettre la vie en danger. — Enfin, il est des névroses qui, après avoir frappé, terrassé l'individu; après l'avoir jeté à moitié dans la tombe, s'attachent à lui pour ne plus le quitter. Cette forme des névroses est la plus affreuse; car, plus de repos pour le malheureux qu'elle torture; sa vie ne sera désormais qu'un continuel martyre...

Parmi les causes les plus fréquentes des névroses, on signale les tempéraments nerveux, irritables, les émotions violentes; les contrariétés, la colère, la frayeur et surtout les chagrins prolongés. — Les veilles habituelles, l'excès dans les travaux d'esprit, l'abus du café, du thé, des boissons alcooliques; la vie énervante des salons, l'oisiveté, les lectures érotiques, les excès vénériens, etc., sont autant de causes de maladies nerveuses, lorsque le sujet y est prédisposé.

La durée des névroses est généralement fort longue. Nous avons dit plus haut que certaines névroses étaient incurables; d'autres au contraire disparaissent au bout de quelques mois; malheureusement ce sont les plus rares.

Les névroses se distinguent en deux genres: névroses du mouvement et névroses du sentiment.

Névroses du système musculaire ou des mouvements.

SECTION 1

DES CRAMPES.

Les crampes sont dues à la contraction subite, involontaire et toujours très-douloureuse d'un ou de plusieurs muscles. C'est aux mollets et au cou qu'elles se montrent le plus ordinairement. Une fausse position des muscles, leur compression, leur tiraillement, leur contusion en sont les causes les plus fréquentes. Les crampes surviennent encore, à la suite de la piqûre ou de la compression d'un nerf. On attribue les crampes des jambes et des cuisses, chez la femme pendant sa grossesse, et surtout lorsqu'elle est sur le point d'accoucher, à la compression des nerfs sacrés par la tête de l'enfant.

Les crampes des mollets, des pieds et des doigts s'observent chez les tempéraments nerveux, irritables; chez les hystériques et les hypochondriaques. Les individus qui se livrent aux excès vénériens et à l'onanisme y sont particulièrement sujets.

Aussitôt qu'une crampe se déclare au mollet, il faut, en toute hâte, étendre et frictionner vivement le muscle convulsé, en appuyant le pied contre le sol. Les frictions avec une liqueur aromatique sont très-efficaces; la crampe cède au bout de peu de temps à ces moyens. Les femmes enceintes sont presque toujours débarrassées des crampes qu'elles éprouvent pendant la nuit, par l'application de jarretières, un peu serrées au-dessus du genou.

SECTION II

CONVULSIONS. — SPASMES.

La contraction violente, alternative et persistante, toujours involontaire de plusieurs faisceaux musculaires, soumis à la volonté, a reçu le nom de *convulsion*. On appelle *spasme* la constriction des plans musculaires de la vie organique.

C'est particulièrement chez les enfants délicats, impressionnables, qu'on observe ces désordres nerveux. Il suffit d'une indigestion, de la faim non satisfaite, de la présence des vers dans le tube intestinal et des matières fécales durcies, qui n'ont pu être expulsées, pour donner lieu à ces accidents.

Les femmes sèches, maigres, irritables y sont aussi fréquemment sujettes. On les nomme alors *attaques de nerfs*. Ces attaques se déclarent presque toujours sous l'influence des contrariétés, de la jalousie, de la colère, de la peur, et aussi sous l'action énervante de certaines odeurs. — Le chatouillement et le rire prolongés peuvent encore déterminer la convulsion. Chez les enfants, une dentition difficile provoque souvent des mouvements convulsifs, qui cessent aussitôt que la dent a percé la gencive.

Les attaques de nerfs sont peu graves; elles se dissipent ordinairement d'elles-mêmes. Il est néanmoins nécessaire de contenir les personnes pendant l'accès, afin d'éviter qu'elles ne se blessent.

Lorsque les convulsions durent plus longtemps que d'habitude, les affusions d'eau froide sur la tête, les sinapismes aux pieds, les potions antispasmodiques sont ordonnées. Mais, ce qui arrive rarement, si le visage s'injectait, s'il y avait menace de congestion, il ne faudrait pas hésiter à pratiquer une saignée; ce moyen est aussi prompt qu'efficace. — Enfin, si l'on avait affaire à des convulsions, à des attaques périodiques, le sulfate de quinine est le seul remède indiqué, le remède par excellence.

SECTION III

DU BÉGAIEMENT.

Cette imperfection, ce vice de la parole est des plus incommodes, des plus désagréables, et pour la personne qui en est affligée et pour ceux avec qui elle se trouve en relation. On l'attribuait autrefois à une névrose des organes vocaux; on pense aujourd'hui qu'elle dépend d'une lésion ou d'une irritation particulière du cerveau. C'est vers l'âge de quatre à cinq ans, quelquefois plus tard, qu'on commence à remarquer cette difficulté de la parole chez les enfants. Elle fait des progrès jusqu'à la puberté, reste généralement stationnaire, pendant la jeunesse; diminue peu à peu, de trente à cinquante ans et souvent disparaît dans la vieillesse. Les hommes y sont plus sujets que les femmes; la timidité l'augmente, l'assurance la diminue. Dans les mouvements passionnels, dans la colère, le bégaiement disparaît; il reprend son empire quand l'excitation a cessé. Nous renvoyons à notre *Hygiène de la voix* pour les divers moyens employés, avec succès, contre cette infirmité.

SECTION IV

DU HOQUET.

D'après le plus grand nombre des physiologistes qui ont observé le hoquet, ce phénomène serait dû à une contraction convulsive de l'estomac, se propageant au diaphragme. D'autres physiologistes prétendent que le point de départ du hoquet est à l'œsophage et que la contraction du diaphragme lui est subordonnée.

Le hoquet s'observe presque toujours chez les enfants, chez les sujets gloutons qui avalent trop précipitamment de gros morceaux, et restent longtemps sans boire. Les femmes hystériques, les gastralgiques et les hypochondriaques offrent assez fréquemment le phénomène du hoquet. Rarement c'est un état morbide. Lorsque le hoquet est symptômatique d'une maladie nerveuse, il nécessite un traitement médical ; dans le cas où il n'est qu'*idiopathique*, c'est-à-dire local sans aucune lésion d'organe, il cesse de lui-même, au bout de quelques instants. Si cependant, il persistait plus que d'habitude, il suffirait de boire lentement un liquide froid ; d'avaler quelques petits morceaux de glace, en portant fortement son attention sur un objet, sur une curiosité ; on peut aussi provoquer l'éternûment qui souvent le fait cesser. Dans quelques cas rares, lorsqu'il est réfractaire aux moyens indiqués, on appliquera sur l'estomac une vessie remplie de glace et l'on en fera avaler quelques petits morceaux au patient. Enfin, les opiacés, les narcotiques pourront aussi être administrés. Si, malgré tous ces moyens, le hoquet persiste, c'est qu'il est symptômatique d'une maladie quelquefois fort grave, telles que les maladies du cerveau et de la poitrine, la hernie étranglée, la gastrite aigüe occupant l'orifice supérieure de l'estomac, etc., etc. Alors, le secours du médecin est tout à fait indispensable.

Diverses névroses du mouvement.

Parmi les névroses du mouvement, il en est de très-graves telles que la CHORÉE ou *danse de Saint-Guy*. — La CATALEPSIE, maladie étrange, intermittente, dont les signes sont la suspension complète des mouvements volontaires, avec roideur du système musculaire, les membres conservant la position qu'ils avaient au début de l'attaque, ou celle qu'on leur donne pendant son cours. — L'Epilepsie, ou *mal caduc, mal de saint Jean, haut-mal*, etc., est une névrose intermittente du cerveau caractérisée par des attaques convulsives, avec perte complète du sentiment, face violacée, turgescente, immobilité des pupilles, écume à la bouche, etc. Le Tétanos, maladie terrible, presque toujours mortelle !... est attribué à une contraction violente et permanente des muscles soumis à la volonté. La partie convulsée conserve sa position malgré tous les efforts tentés pour la redresser. Ainsi, dans le tétanos des mâchoires, on briserait les os, plutôt que d'ouvrir la bouche. Dans le tétanos des muscles du cou, la tête, renversée en avant ou en arrière, ou sur les côtés, offre les mêmes phénomènes de raideur invincible.

Ces névroses d'une gravité alarmante sont du domaine de la haute médecine et ne sauraient trouver place ici; nous nous bornons à les mentionner.

Névroses du sentiment

SECTION V

DE L'HYPERCOUSIE

Ce mot désigne une perversion de l'ouïe causée par une névrose du nerf acoustique. Selon le savant Itard, cette névrose embrasse plusieurs variétés dont les principaux caractères sont une exaltation de la fonction auditive, la perception plus ou moins douloureuse et la perversion des sons. Les personnes atteintes de cette névrose ressentent un choc désagréable dans le conduit auditif au plus léger bruit; tandis que les sons les plus perçants et des bruits stridents à faire frissonner, paraissent à peine les affecter. C'est vraiment une étrange maladie. On cite des faits à n'y pas croire...

Tantôt le nerf acoustique grossit les sons au point de les rendre intolérables; tantôt il opère la diffusion des bruits les plus formidables; il les délaie, pour ainsi dire, de manière à ne laisser percevoir qu'un simple bourdonnement. D'autres fois il les dénature; il adoucit les sons aigres et rend aigus les sons graves.

On cite des sujets pour qui le simple froissement de l'air par la pluie, imitait les sourds grondements du tonnerre; pour d'autres, atteints de la même névrose, les éclats retentissants de la foudre équivalaient à peine au son d'une grosse caisse.

Le *traitement* de cette névrose doit se borner aux injections d'eau de guimauve ou d'huile d'amandes fraîches, au tamponnement du conduit auditif, pour diminuer l'impression des sons sur les nerfs acoustiques. Les fumigations émollientes, les frictions avec la pommade stibiée derrière l'oreille, donnent aussi de bons résultats.

§ 1.

Tintement d'oreilles. — Bourdonnement.

Ce sont des bruits qui n'existent pas extérieurement ou qui n'existent plus, et que l'on entend néanmoins très-distinctement. Proviennent-ils d'une vibration nerveuse continue ou d'une disposition particulière des nerfs de l'oreille interne? C'est ce qu'on n'a pu encore éclaircir.

Il n'est aucun de nos lecteurs qui n'ait quelquefois éprouvé un tintement, un sifflement dans une oreille, survenu tout à coup, sans cause appréciable, et dont la durée peut n'être que de quelques secondes, ou se prolonger pendant des heures entières. A quelle cause rapporter ce phénomène? — La plupart des physiologistes l'attribuent à un mouvement nerveux du cerveau et se propageant à l'oreille. Cette causalité nous semble trop vague. Nous pensons que certains bruits d'oreille, ayant quelques rapports avec le timbre d'une pendule en mouvement ou avec une sonnerie de cloche, ces bruits, disons-nous, se passent dans la caisse du tympan, et voici comment : — Les petits muscles qui font mouvoir les osselets contenus dans la caisse tympanique, entrent en action, sous l'influence nerveuse, et impriment à l'air qui arrive par le conduit auditif externe, des vibrations tellement rapprochées qu'elles produisent le son, le sifflement ou tintement continus que l'oreille perçoit

Voilà l'explication satisfaisante des bruits éphémères qui ont lieu dans l'oreille. Quant aux bourdonnements auriculaires, ils ont presque toujours pour cause, soit un état pléthorique général ou local ; soit la dilatation d'un vaisseau artériel de l'oreille ou situé au voisinage de l'oreille ; soit enfin, un obstacle quelconque, s'opposant à la libre circulation de l'air dans le conduit auditif et dans l'oreille interne.

Les bourdonnements continus, d'une durée illimitée, s'observent, en général, chez les individus dont le nerf acoustique a été ébranlé par de violentes explosions d'artillerie. — Le bruit uniforme et incessant d'une forte chute d'eau ; le jeu d'une puissante machine hydraulique peuvent, chez les sujets nerveux, occasionner des bourdonnements, en augmentant l'irritabilité des nerfs auditifs.

Il est un autre genre de bourdonnements qui s'observent chez les hommes de cabinet, à la suite de travaux soutenus et de veilles excessives. Les personnes hystériques et hypochondriaques sont souvent incommodées par ces bourdonnements. Evidemment ici, le bourdonnement ou sifflement n'est que le symptôme d'une fatigue ou d'une irritation cérébrale ; c'est le premier degré de ces illusions acoustiques, dont nous avons donné plus haut, de très-curieux exemples, et qui font croire aux névrosés qu'ils entendent des voix humaines, des cris d'animaux, des notes mélodieuses ou des bruits stridents, effroyables.

§ 2.

Le TRAITEMENT de ces divers bourdonnements doit nécessairement être basé sur les causes qui les ont produits.

Les bruits et sifflements éphémères se passent d'eux-mêmes.

Les bourdonnements par ébranlement du nerf acoustique, sont difficiles à combattre ; ils exigent un long repos de l'organe, des soins hygiéniques ou de propreté de l'oreille externe et du conduit auditif.

Les bourdonnements chez les buveurs et viveurs, parvenus à l'état pléthorique, ne peuvent se guérir que par les évacuations sanguines, des pédiluves irritants, des sangsues au cou ou derrière les oreilles ; des lotions ou des douches d'eau froide sur la tête, si rien ne s'y oppose. Un régime sévère duquel doivent être exclus les aliments succulents et les boissons excitantes; enfin, une diminution notable de la nourriture de chaque jour.

Les bourdonnements, chez les hommes d'étude, chez les hystériques et les hypochondriaques, se combattent par des frictions et des applications de flanelles chaudes sur la tête; par des vaporisations éthérées dans le conduit auditif, de manière à provoquer la transpiration, et par l'administration d'antispasmodiques à l'intérieur.

Les bourdonnements causés par un obstacle

mécanique, par un embarras dans le conduit auditif, cèderont nécessairement aux moyens chirurgicaux.

Les bourdonnements qui dépendent de la dilatation des vaisseaux artériels, étant hors de la portée de l'opérateur, sont incurables.

SECTION VI

DE L'HYSTÉRIE OU NÉVROSE UTÉRINE.

Qu'est-ce que l'hystérie? A quels organes lésés doit-on attribuer cette maladie?... Les opinions des médecins sont partagées : les uns désignent l'utérus comme siége de la maladie; les autres l'attribuent au cerveau; quelques-uns prétendent que l'utérus et le cerveau sont affectés à la fois. Tous appuient leurs opinions sur des observations nombreuses et de savantes dissertations; mais, en somme, on ne sait à qui donner raison...

S'il nous était permis d'émettre notre avis sur cette question, nous dirions que, d'après nos observations personnelles, nous plaçons le siége e l'hystérie non dans l'utérus isolément, mais dans l'appareil génital tout entier : dans les ovaires, dans l'utérus et dans le canal vulvo-utérin. L'organe des voluptés vénériennes, le clitoris, y joue un rôle important. La plupart des recluses hystériques sont dans ce cas.

Bon nombre de névroses utérines offrent les signes d'une stimulation sympathique du cerveau et du cervelet ; cette stimulation revêt, parfois, les caractères de l'irritation ; voici dans quelles circonstances :

Lorsque la personne prédisposée à l'hystérie, se trouve sans occupations suivies, qui puissent modérer l'excitation de son organe ; si l'idée fixe où la ramène incessamment son organisation génitale ne peut être dominée, chassée par un travail quelconque ; alors, le cerveau se prend, et devient sympathiquement le siége d'une irritation dont le point de départ a été l'appareil génital.

Les causes de l'hystérie sont, un tempérament génital, une irritabilité de l'utérus, les désordres de la menstruation ; les deux excès opposés, une trop grande continence ou les abus vénériens, l'onanisme et les aphrodisiaques, une imagination ardente, les violents désirs non satisfaits, les lectures érotiques, un amour contrarié, etc., etc. C'est à l'époque de la puberté et vers l'âge de retour que cette maladie se déclare le plus ordinairement. Elle est plus rare dans la phase intermédiaire à ces deux âges.

§ 1.

Symptômes et marche de l'hystérie.

C'est en général par une brusque invasion que se déclare l'hystérie ; elle marche par accès qui durent depuis quelques minutes jusqu'à des heures entières. La malade éprouve d'abord un mouvement sourd dans l'utérus ; à ce mouvement succède le sentiment d'une boule qui, de la matrice monte dans l'abdomen et la poitrine jusqu'au cou (*la boule hystérique*) ; arrivée là, cette boule occasionne une espèce de constriction qui menace d'arriver à la suffocation. Le ventre tantôt se gonfle, tantôt se déprime. La malade accuse une vive douleur dans la poitrine (*le clou hystérique*), qui produit la sensation d'un clou qu'on enfoncerait dans les chairs. Le visage rougit et pâlit alternativement ; les extrémités sont froides ou brûlantes ; le cœur bat vivement et à coups précipités. Une céphalalgie survient, faible d'abord, puis violente, intolérable. La malade, après quelques mouvements désordonnés, tombe en convulsion ; elle pousse des cris singuliers, comme des hurlements ; elle profère des mots inarticulés au milieu desquels on entend qu'elle appelle sa mère. Les yeux sont fermés, les mâchoires serrées. Des secousses ont lieu dans la région dorsale. Le tronc renversé en arrière, se dresse et retombe alternativement ; la tête est fixée fortement en arrière par les muscles dorsaux ; les membres se contractent, se raidissent et se détendent tour à tour. Pendant ces violentes convulsions, si la malade n'était retenue et empêchée par une garde, elle se frapperait la poitrine, déchirerait ses vêtements, s'arracherait les cheveux... Enfin, après une durée de temps variable, l'accès se termine par de profonds soupirs, des rires étranges ou par des pleurs abondantes.

§ 2.

Traitement. — Le traitement de l'hystérie est triple, c'est-à-dire qu'il doit agir de trois manières : traitement *préservatif;* — traitement des *accès;* — et traitement de la *maladie.*

1° La *prophylaxie* ou *traitement préservatif,* comprend une alimentation douce, délayante : les féculents, les œufs frais, le lait, les crêmes aromatisées avec l'eau de fleur d'oranger; les potages au beurre frais et aux herbes, etc. Pour boissons : l'eau sucrée, les limonades, orangeades, orgeat... Exclure strictement du régime, les viandes noires, excitantes; les sauces épicées, les boissons alcooliques, le thé, le café. — Les bains presque froids, de temps à autre, sont très-recommandés. Proscrire la lecture des romans, les bals, concerts, spectacles, soirées où se rencontrent, à tous moments, des excitants physiques et moraux. — Recommander les voyages d'agrément, la promenade, le jardinage; les jeux qui nécessitent l'action musculaire. Enfin, conseiller le mariage, lorsque la fille hystérique le désire ardemment, car, alors c'est un besoin.

2° *Le traitement des accès ou attaques* se borne à veiller sur la malade et à l'entourer de ces petits soins hygiéniques dont l'influence, sur la durée de l'accès, est incontestable. — On placera le sujet hystérique sur un lit, la tête élevée et les bras ramenés près du corps. Les liens, lacets, jarretières, qui pourraient gêner la respiration et la circulation, seront détachés. Aérer l'appartement, frictionner doucement le bas-ventre; faire respirer quelques gouttes d'éther sur un linge, contenir les membres de la patiente qui, pendant ses mouvements convulsifs, pourrait se blesser. Tels sont les petits moyens à employer pendant l'accès.

3° *Le traitement de la maladie*, qui a pour but de prévenir le retour des accès, d'attaquer et de combattre victorieusement l'hystérie, n'offre point de certitude. Voici le traitement adopté par le plus grand nombre des médecins, hormis quelques modifications exigées par divers symptômes qui surviennent pendant le cours des accès :

Emploi de tous les moyens propres à diminuer l'irritation de l'utérus et du cerveau, tels que saignées générales, chez les sujets pléthoriques; chez les autres, sangsues derrière les oreilles, à la vulve et à la partie supérieure des cuisses. Application de la glace sur la tête; bains froids: bains de siége émollients et narcotiques, fumigations émollientes dirigées sur l'utérus. Associer à ces agents les antispasmodiques : éther, jusquiame, belladone, assa-fétida, valériane, camphre, musc, castoréum, etc. Suspendre l'administration des antispasmodiques aussitôt qu'on aperçoit l'irritation gastrique se développer. Enfin, si la maladie résiste à tous ces moyens, il est sage de s'arrêter, de ne plus tourmenter l'estomac et de se borner aux soins hygiéniques.

Mais ce traitement n'est pas adopté par tous

les médecins; les uns sont pour la médication stimulante, les autres pour la débilitante. Beaucoup préfèrent les antispasmodiques alliés aux sédatifs; quelques-uns ordonnent l'hydrothérapie; le plus petit nombre, et ce sont les plus sages, voyant la stérilité de toutes les drogues sus-mentionnées, adoptent la méthode expectante et se contentent de prescrire l'usage de moyens hygiéniques. L'expectation, le régime, le temps, la force vitale et diverses circonstances de la vie, comme les voyages d'agrément, les plaisirs et distractions de la famille, de là campagne et surtout le mariage, lorsque le sujet est jeune, finissent le plus souvent par triompher de cette terrible maladie.

Parmi les névroses du sentiment, il en existe plusieurs autres que nous passons sous silence, telles que le *priapisme*, le *satyriasis*, la *nymphomanie*, etc., et nous renvoyons le lecteur à notre *Histoire naturelle de l'homme et de la femme*, où ces questions sont traitées *in extenso*.

CHAPITRE XIII

Des névralgies en général.

La question des névralgies est aussi intéressante que difficile à étudier; elle exigerait des volumes pour être traitée avec les développements qu'elle mérite. Notre tâche étant d'écrire pour les gens du monde, nous nous bornerons à de courtes descriptions; néanmoins, nous exposerons les principaux phénomènes dont elles s'accompagnent, leur traitement rationnel, et aurons soin d'y joindre les observations qui nous sont particulières, observations d'autant plus vraies qu'elles sont faites par un névralgique.

SECTION ı

Tous les cordons nerveux sont susceptibles d'être atteints de névralgie; mais, il en est quelques-uns qui le sont plus fréquemment que les autres, tels sont : le nerf facial, le tri-jumeau, le sciatique et le nerf poplité.

Les névralgies indépendantes d'autres lésions n'ont aucune gravité ; il n'y a que celles des gros troncs nerveux comme le *sciatique* qui offrent quelque danger. — Lorsque les douleurs névralgiques sont violentes et continues, il arrive souvent que les grandes fonctions se troublent et s'altèrent au point de donner la fièvre et de jeter le malade dans un état de maigreur voisin du marasme.

Causes. — Les névralgies reconnaissent des causes aussi variées que nombreuses : les plus fréquentes sont l'action du froid, les variations de température, l'action immodérée, la fatigue des muscles, la compression, la contusion et la piqûre des aponévroses et des tendons. Les passions vives, les chagrins prolongés, les excès vénériens, les abus en tous genres ; les atteintes rhumatismales, etc., etc. On cite encore des cas nombreux de névralgies dont les causes inappréciables, restent inconnues.

C'est ordinairement après la puberté que les névralgies attaquent les individus, avec plus ou moins de violence. Les tempéraments nerveux, sanguins et bilieux y sont plus sujets que le tempérament lymphatique.

Symptômes. — Douleur vive, très-aiguë, débutant tout à coup et suivant le trajet du nerf affecté. Le malade accuse souvent une douleur brûlante et lancinante, comparable à des aiguilles rougies au feu qui traverseraient les chairs. Très-rarement la partie est rouge ou tuméfiée, lorsque cela arrive ces signes sont très-peu prononcés. Dans un grand nombre de cas, la névralgie disparaît aussi subitement qu'elle est arrivée. Malheureusement, elle revient à des époques plus ou moins rapprochées ; il suffit de la cause la plus légère pour hâter son retour : Une émotion, un chagrin, un changement de température, un excès d'aliments ou de boissons la rappellent assez souvent.

Lorsque les accès névralgiques sont fréquents et intenses, le cœur et les voies digestives se trouvent sympathiquement intéressés. Le pouls s'accélère, la peau est brûlante, la soif s'allume, les digestions deviennent laborieuses, imparfaites, les vomissements ou la diarrhée surviennent, la nutrition est imparfaite, l'amaigrissement fait des progrès. Si l'on ne parvient, par une médication énergique, à arrêter les désordres des fonctions circulatoires et digestives, le malade, privé de sommeil par d'atroces douleurs, devient irascible et, bientôt épuisé par les souffrances et le défaut de nutrition, s'éteint dans le marasme.

Mais, hâtons-nous de le dire, la névralgie ne se termine que fort rarement d'une manière aussi funeste ; l'art et la nature viennent le plus souvent au secours du névralgique ; une amélioration a lieu, et quelques jours plus tard, la guérison s'opère par une crise, sous forme de sueurs, d'hémorrhagie, d'éruption cutanée ou par le retour d'une secrétion ancienne supprimée, ou d'une phlegmasie qui avait disparu.

Telle est la marche de la névralgie aiguë; la névralgie chronique, beaucoup plus fréquente, est aussi beaucoup moins dangereuse :

C'est une douleur fixe ou mobile, occupant le trajet du nerf atteint et ne s'étendant presque jamais au-delà; réveillée par les variations de température, exaspérée par les mouvements de la partie, rendant parfois impossible la contraction des muscles, s'apaisant et se dissipant au retour de la belle saison pour revenir à la mauvaise; compatible avec l'exercice des fonctions vitales, dangereuse à guérir et le plus souvent accompagnant le sujet jusqu'à sa dernière heure.

SECTION II

GÉNÉRALITÉS SUR LE TRAITEMENT DES NÉVRALGIES.

Nous partageons l'opinion des médecins relativement à la nécessité d'un traitement actif pour combattre les névralgies aiguës, surtout lorsqu'elles menacent d'envahir des organes essentiels à la vie. Quant aux névralgies chroniques, nous divergeons d'opinions; plus bas nous démontrerons pourquoi.

Les agents thérapeutiques les plus usités contre les névralgies aiguës sont : les narcotiques à l'extérieur et à l'intérieur. Plusieurs praticiens affirment avoir obtenu de remarquables succès en augmentant leur dose jusqu'à produire un commencement de *narcotisme*. — D'autres praticiens préconisent l'hydro-chlorate de morphine administré par la méthode endermique, c'est-à-dire sous forme de pommade. — Les dérivatifs, intérieurement ou extérieurement, tels que les purgatifs huileux et salins; quelques excitants spéciaux, comme la térébenthine, le soufre et autres préparations pharmaceutiques ayant un mode d'action particulier. — Viennent ensuite les liniments opiacés, camphrés, ammoniacaux en frictions; — les bains d'eau tiède chargée d'un principe émollient, les bains de vapeur simples ou aromatiques, locaux ou généraux; les bains sulfureux, d'eaux thermales. — Les rubéfians, les vésicatoires volants, les ventouses sèches, etc. — Dans les cas de névralgie aiguë avec tuméfaction des parties, les saignées générales sont nécessaires chez les sujets pléthoriques ou sanguins. Les saignées locales au moyen de sangsues, sont aussi de puissants auxiliaires pour combattre l'irritation et arrêter les progrès du mal.

DE LA DÉRIVATION ET DE LA RÉVULSION EMPLOYÉES COMME MOYENS THÉRAPEUTIQUES.

La **dérivation** est cette action thérapeutique par laquelle on attire le sang dans une partie plus ou moins éloignée de celle dont on veut le détourner.

Les *dérivatifs* sont généralement pris dans .a classe des stimulants énergiques : on les distingue en stimulants *externes* et stimulants *inter-*

nes. — Parmi les premiers figurent les saignées capillaires, les frictions irritantes, la flagellation, les vésicatoires, les sinapismes, les moxas, les cautères, etc. — Parmi les seconds sont rangés les vomitifs, les purgatifs, les sudorifiques, etc.

La dérivation doit toujours se pratiquer loin de l'organe malade et sur une partie du corps moins importante que celle qu'on veut débarrasser. On opère quelquefois une dérivation nerveuse au moyen de l'acupuncture ou d'une aiguille électrique; cette dérivation est fort incertaine.

La **révulsion** comprend les moyens que la médecine emploie pour abaisser l'excès de vitalité d'un organe, soit en engourdissant sa sensibilité, soit en repoussant vers d'autres organes les mouvements circulatoires et innervateurs. Ainsi, par exemple, l'application continue du froid sur une partie du corps, agit révulsivement en s'opposant à l'arrivée des divers fluides dans cette partie, et en y produisant un engourdissement momentané. Mais, il est essentiel de ne pas oublier que l'application des réfrigérants doit être continue et durer pendant tout le temps qu'ils sont utiles; leur suppression, avant ce temps, amènerait des réactions toujours dangereuses. L'effet des réfrigérants étant produit, on doit les supprimer progressivement et jamais brusquement.

Des spécifiques.

On a donné ce nom à des substances qui attaquent et détruisent certaines maladies dans leur essence. La possession d'agents spécifiques contre toutes les maladies, rendrait un immense service à l'humanité ; malheureusement on ne connaît que quelques spécifiques, et encore sont-ils souvent incertains !... On cite parmi ces agents le sulfate de quinine, les substances vermifuges, le soufre, le mercure, etc.

Il existe d'autres substances qui agissent d'une manière toute spéciale sur certains tissus et organes, par exemple : les alcools et les narcotiques agissent sur le cerveau ; — les cantharides sur la vessie ; — la digitale sur le cœur ; — la scille sur les reins, etc... La médecine sait tirer bon parti de ces agents ; mais c'est toujours avec prudence qu'on doit les administrer.

SECTION III

DES NÉVRALGIES EN PARTICULIER.

Ces questions étant du domaine de la médecine, nous n'en ferons que l'exposé rapide, mais suffisant ; néanmoins, pour que le lecteur puisse avoir une idée nette et précise de ces maladies, et afin qu'il puisse le cas, échéant, se diriger prudemment.

Les névralgies ont été distinguées, non d'après leur nature, mais d'après les nerfs atteints. Ainsi la névralgie du nerf *trifacial* prend les noms des trois branches de ce nerf : — *névralgie frontale* ou *orbito-frontale* ; — *névralgie sous-orbitaire* ou *proso-palgie* ; — *névralgie maxillaire* ou *labiale, palpébrale* et *dentaire*. Il en est de même pour les autres nerfs.

§ 1.

Névralgie trifaciale.

Cette névralgie, plus fréquente que les autres, se développe sous l'influence du froid humide et des courants d'air; la carie des dents peut quelquefois lui donner naissance. Le tempérament nerveux y prédispose. Les femmes y sont plus sujettes que les hommes, les adultes plus que les vieillards.

Symptômes. — On éprouve une douleur plus ou moins vive, souvent aiguë, lancinante à retour irrégulier, rarement périodique, se fixant sur une des branches du nerf, quelquefois sur deux branches et jamais sur trois.

Névralgie frontale.—La douleur semble sortir du trou sourcilier, creusé dans l'os frontal; de là elle se propage au front, à la paupière supérieure au sourcil, à la caroncule, lacrymale et quelquefois à tout un côté de la face par les anastomoses nerveuses. L'œil est douloureux, la paupière tombante; les artères avoisinantes battent avec force; des larmes brûlantes s'échappent de l'œil, tandis que la fosse nasale correspondante reste sèche.

Névralgie sous-orbitaire. — La douleur sort par le trou sous-orbitaire et se propage à la paupière inférieure, à l'aile du nez, à la lèvre correspondante, et quelquefois à toute la mâchoire supérieure. Lorsque l'accès se prolonge, la joue rougit, se tuméfie et devient brûlante. Le plus léger mouvement des mâchoires réveille et augmente la douleur. Cette névralgie arrivant à un haut degré d'intensité peut provoquer des convulsions, du délire.

Névralgie maxillaire. — Elle a son siége dans la branche inférieure du nerf trifacial. La douleur part du trou mentonnier, creusé dans la mâchoire inférieure, et gagne les lèvres, les alvéoles, les dents, le menton, les parties latérales de la langue; elle peut s'étendre jusqu'au conduit auditif de l'oreille externe. Cette névralgie imprime un tic douloureux à une partie du visage et particulière ment à la mâchoire inférieure.

Traitement. — Le traitement de ces trois sortes de névralgies est le même : deux ou trois pilules de Méglin, par jour; pour tisane quelques tasses d'infusions de tilleul et de feuilles d'oranger, des bains de pieds sinapisés; couvrir la partie de tissus chauds, de ouate de coton, pour la garantir de l'air extérieur; se nourrir de bouillies ou de panades liquides, pour ne pas faire agir les mâchoires, et boire à une température tiède. Ces simples moyens suffisent pour dissiper la névralgie en quelques jours.

§ 2.

Névralgie cervico-occipitale.

Plusieurs praticiens la nomment rhumatisme de la tête, rhumatisme du cuir chevelu. Cette névralgie a sa source dans les quatre premières paires de nerfs cervicaux, dans le plexus cervica^l et les nombreuses ramifications nerveuses qui se distribuent à la peau de la partie postérieure du cou. La cause la plus fréquente de cette névralgie est le froid humide.

Même traitement que la névralgie trifaciale.

§ 3.

Névralgie cervico-brachiale.

C'est une des névralgies les plus communes; elle a son point de départ dans les racines postérieures des dernières paires de nerfs cervicaux, dans la première paire dorsale et dans le plexus nerveux brachial.

Mêmes causes, mêmes symptômes, même traitement que la névralgie trifaciale. Néanmoins, dans la forme dite cervico-brachiale sus-scapulaire, lorsque les douleurs sont très-aiguës et l'articulation tuméfiée, une application de sangsues devient nécessaire; un cataplasme émollient arrosé de quelques gouttes de laudanum, apaise toujours la douleur.

§ 4.

Névralgie dorso-costale

Les nerfs dorsaux, à leur sortie des trous qui s'ouvrent de chaque côté de l'épine dorsale, en sont le siége. Le plus communément cette névralgie n'affecte qu'un des côtés du dos; cependant elle existe quelquefois à droite et à gauche.

§ 5.

Lombago (mal de reins) ou *névralgie lombo-abdominale.*

Cette névralgie fort douloureuse, très-incommode et des plus tenaces, a son siége dans les nerfs et le plexus lombaires. Pendant la période aiguë, non-seulement le malade ne peut se servir de ses jambes, mais le plus petit mouvement lui arrache des cris.

Symptômes, marche. — Invasion subite; — douleurs lancinantes des plus intenses; — malaise général; — fièvre, soif, constipation. — Redoublement des symptômes le soir, et surtout la nuit, dans le lit. La chaleur du lit réveille et redouble les douleurs; c'est pourquoi le malade devra être couché sur une paillasse de varech ou de maïs.

Traitement. — A l'état aigu, le lombago exige une médication antiphlogistique énergique : saignée, sangsues, cataplasmes émollients, bains tièdes prolongés, fomentations sédatives, etc. — Diète absolue, tisanes sudorifiques chaudes, potions narcotiques, etc. Plusieurs médecins attaquent le lombago par un large vésicatoire, et en abrégent ainsi la marche ou du moins la durée.

Le lombago passé à l'état chronique se traite de même que le rhumatisme chronique. (Voyez ce mot.)

§ 6.

Névralgie crurale.

Cette névralgie, assez rare, a son point de départ dans le nerf crural ; puis, de l'aîne elle descend à la rotule en suivant les deux branches du nerf crural appelées *branches perforantes* ; de la rotule elle gagne la malléole interne et le côté interne du pied ; on l'a vue, quelquefois, se loger sous la plante du pied.

Le meilleur, le plus sûr moyen de combattre et de détruire cette névralgie, est le vésicatoire volant, appliqué sur la partie de la cuisse où le nerf crural se trouve plus superficiellement.

§ 7.

Sciatique ou *névralgie fémoro-poplitée.*

De toutes les névralgies c'est la plus tenace, la plus pénible en ce qu'elle rend les mouvements de progression difficiles, douloureux et souvent impossibles ; c'est aussi la plus rebelle au traitement, et celle qui passe le plus facilement à l'état chronique.

Cette névralgie attaque le nerf sciatique, à sa sortie de l'échancrure sciatique des os du bassin ; elle le suit dans son trajet, le long de la cuisse, en arrière jusqu'auprès du jarret. Là, le nerf *sciatique* se divise en deux rameaux, l'un appelé *péronier* l'autre *tibial*. La névralgie peut s'arrêter

à ce point ; mais, le plus ordinairement, elle suit
ces deux rameaux ou branches qui descendent de
la jambe au pied. Alors, la névralgie est complète,
c'est-à-dire qu'elle parcourt le membre entier,
depuis le bassin où s'articule l'os de la cuisse
jusqu'au pied.

Les causes qui déterminent la sciatique sont les
mêmes que celles de toutes les autres névralgies :
Le froid humide, les suppressions de transpiration, les contusions, les lésions, les altérations du
nerf sciatique, une affection de la moëlle épinière, etc.

Les douleurs causées par la *sciatique* sont gravatives, contusives et continues; la moindre
pression les redouble; la toux, l'éternûment, le
rire les exaspèrent; le rhumatisant pour éviter
ces atroces douleurs, se condamne à une immobilité complète. Ce n'est pas tout, outre ces douleurs fixes, il en survient d'autres pendant les
exacerbations de la névralgie, qui ont ordinairement lieu le soir ou pendant la nuit; ce sont des
élancements multipliés, rapides, accompagnés de
rétraction du membre; ce sont des mouvements
convulsifs alternant avec une sensation tantôt
glacée, tantôt brûlante. Pendant la période aiguë,
la plus légère influence redouble ces douleurs : la
chaleur du lit, un courant d'air, les approches
d'un orage, les variations atmosphériques, une
émotion, un mouvement de colère, etc., suffisent
pour amener un paroxisme.

Traitement. — Au début de la période d'a-

cuité, lorsque la partie est rouge, chaude, tuméfiée, avec douleur très-vive, la saignée générale
ou des applications de sangsues sont indiquées.
Néanmoins, plusieurs praticiens prétendent que
l'expérience leur a fait acquérir la certitude que
les vésicatoires volants, appliqués sur le trajet du
nerf, n'importe à quelle période de la maladie,
étaient d'une incontestable efficacité. Un moyen
qui calme presque aussitôt la douleur, est l'acé-
tate de morphine appliquée sur la surface dénu-
dée du vésicatoire. Les pilules de Méglin, les
pilules d'aconit et celles de térébenthine comp-
tent, dit-on, de nombreux succès.

Lorsque la sciatique a passé à l'état chronique,
sans abandonner les moyens précédents, on leur
donne pour auxiliaires les frictions avec des liniments camphrés, opiacés, volatils; — les emplâ-
tres de belladone et de jusquiame sur le trajet du
nerf; — les bains de vapeur, les douches, les
bains d'eaux thermales, etc., etc.

Il est inutile de revenir sur les recommandations d'éviter le froid et l'humidité, et de maintenir la chaleur du membre par un vêtement de
flanelle, ou d'autres tissus qui retiennent le calo-
rique, surtout pendant l'hiver.

CHAPITRE XIV

De la gastralgie.

Avant de commencer l'histoire de la gastralgie, nous ferons observer que ce mot, tiré du grec, **gaster** *(estomac)* et **algos** *(douleur)*, devrait, d'après son étymologie, signifier affection de l'estomac *avec douleur;* tandis que, dans la maladie qui va nous occuper, la douleur n'existe pas, ou si elle existe c'est par hasard. Or, le mot gastralgie est impropre; il eût été plus logique de se servir du mot *névrose* de l'estomac. Mais, le mot gastralgie étant adopté par l'usage, nous nous y conformerons.

La gastralgie est une affection nerveuse de l'estomac offrant des symptômes aussi nombreux que variables; le signe le plus caractéristique, c'est l'absence de douleur, lorsqu'on exerce une pression, même très-forte, sur le creux de l'estomac.

La gastralgie n'est pas ordinairement une maladie grave; elle peut le devenir par un mauvais régime, par l'abus des aliments excitants, des boissons alcooliques et surtout par l'abus des médicaments, qui devraient être proscrits. Sa durée est variable, mais généralement fort longue. La nécropsie des sujets gastralgiques morts, soit accidentellement, soit d'une autre maladie, n'a fait découvrir aucune lésion de l'estomac ; d'où l'on a conclu que les névroses n'offraient point de caractères pathologiques appréciables.

Causes. — Un tempérament irritable et nerveux ; les excès dans le boire et le manger ; l'abus des boissons alcooliques ; du café, du thé ; imagination libidineuse provoquant des excès vénériens ; compression continue sur l'estomac, par des liens, baleines et vêtements qu'exige la mode ; les vers intestinaux remontés de l'intestin dans l'estomac ; les jeûnes fréquents, une diète trop sévère ; les chagrins, les passions tristes ; les excès de travail intellectuel, surtout lorsqu'on s'y livre après le repas. Une vie trop sédentaire ; l'exposition fréquente aux intempéries, aux variations atmosphériques ; les viscéralgies chroniques, etc.

Les sujets nés de parents nerveux, hypochondriaques, y sont prédisposés. La gastralgie se développe de préférence chez les hommes qui font abus des excitants, des purgatifs et des sudorifiques. — A l'égard des femmes, on l'observe particulièrement chez celles qui, dès la jeunesse, ont abusé du corset pour se donner une taille fine. Chez celles qui sont mal réglées ou qui offrent des lésions de la matrice ; chez les femmes enceintes, les chlorotiques, les anémiques, les hystériques. On a prétendu que l'abus du lait et des féculents était une cause de gastralgie ; nous verrons plus loin que cette assertion est très-hasardée, sinon fausse.

Symptômes. — La gastralgie est peut-être la maladie qui offre le plus d'irrégularité dans les symptômes. Les signes les plus fréquents et les mieux dessinés sont l'irritation nerveuse de l'estomac d'où résulte une exaltation de sensibilité ; les nausées, les vomissements ; un sentiment de gêne, de distension, de chaleur ou de froid dans l'intérieur de l'estomac. Langue blanche, plate, humide, quelquefois sale. Appétit variable, bizarre ; diminué, augmenté ou perverti. — Absence de soif. — Digestions ordinairement pénibles, accompagnées de nausées, de rapports et d'une énorme quantité de gaz, qui sont le plus souvent rejetés par la bouche, en éructations sonores, et quelquefois par une suite d'explosions. — Beaucoup de gastralgiques sentent le contact des aliments sur la muqueuse gastrique et sur celle du second intestin. — Ballonnement du ventre pendant la digestion. — Constipation des plus opiniâtres ; — urines abondantes, claires, aqueuses, peu salées ; — pouls petit, fréquent à la moindre émotion ; — palpitations, battements des artères de diverses régions ; — étouffements ; — lassitude, fatigue douloureuse des membres, surtout après le repas ; — sensations variées et désagréables par tout le corps. Le gastralgique a son

attention invinciblement portée sur son estomac ;
Il s'effraie aux moindres sensations qu'il éprouve,
il craint toujours de trop manger et cependant il
a faim ; il exige les soins les plus minutieux dans
le choix et la préparation de ses aliments. Enfin,
il se croit atteint d'une maladie mortelle... C'est
chez lui une idée fixe : de là, tristesse profonde,
dégoût de la vie... hypochondrie...

La réunion de tous les symptômes ci-dessus
énoncés n'est point strictement nécessaire pour
constituer une gastralgie; quelques-uns d'entre
eux suffisent, surtout ceux placés en tête de la
série. Nous ferons observer que dans le cours
d'une gastralgie, d'une durée illimitée, de nouveaux symptômes apparaissent; on les croirait
indépendants de l'estomac et se rapportant à
d'autres viscères; mais un examen attentif démontre que c'est sympathiquement que ces organes sont atteints, et que le point de départ est
toujours le système nerveux de l'estomac.

Quelle est la nature de la gastralgie?

Consiste-t-elle dans une perversion des fonctions nerveuses, dans l'exagération ou la diminution de la sensibilité? Ce qui est certain c'est que
cette névrose peut offrir, selon le tempérament des
individus qui en sont affectés, les aspects les plus
différents, les symptômes les plus opposés. Ainsi
tel gastralgique est atteint d'*anorexie*, tandis que
tel autre souffre d'une *boulimie*, — celui-ci éprouve
un malaise inexprimable après avoir mangé, —
celui-là au contraire éprouve du bien-être, etc....

§ 1.

Des divers désordres qui accompagnent la gastralgie.

Dans le cours de toute gastralgie on voit presque toujours un symptôme acquérir une prédominance sur les autres symptômes; alors, beaucoup de médecins donnent à la maladie le nom du symptôme prédominant. On peut réduire à neuf le nombre de ces symptômes. La *dyspepsie,* l'*anorexie,* la *boulimie,* le *pica,* le *malacia,* le *pyrosis,* les *crampes d'estomac* et le *vomissement spasmodique.*

La *dyspepsie* se reconnaît aux digestions laborieuses, difficiles, accompagnées de malaise, de pesanteur, d'éructation et de borborygmes. L'appétit est ou diminué ou augmenté; il y a constipation et quelquefois diarrhée.

L'*anorexie* ou défaut d'appétit, se manifeste assez rarement dans les névroses de l'estomac. Lorsque l'appétit cesse complétement, mauvais signe; on peut pronostiquer une lésion profonde de l'estomac, surtout lorsque la peau est chaude et l'épigastre douloureux.

La *boulimie* est caractérisée par une faim exagérée, insatiable, avec la faculté de pouvoir digérer sans douleur. *Faim canine, Faim galle* sont des synonymes. Si les digestions sont pénibles et accompagnées de tiraillements, la boulimie n'est plus qu'un symptôme de gastrite.

Le *Pica.* — Cette singulière névrose de l'esto-

mac consiste dans une perversion de l'appétit
qui repousse les aliments usités et recherche les
substances non alimentaires telles que la terre,
le plâtre, le charbon, etc.; on l'observe plus particulièrement chez les femmes enceintes, et chez
les filles chlorotiques ou mal réglées.

Malacia. — C'est encore une dépravation du
goût qui se porte sur des substances pouvant à
la rigueur servir à la nutrition, mais inusitées
et répugnantes, comme le poisson et le gibier
avancé, presque putréfié; le suif, les araignées
les sauterelles, les lézards, etc.

Pirosis. — C'est une sensation brûlante à l'estomac s'étendant vers l'œsophage et la gorge, suivie d'une évacuation d'un liquide brûlant, âcre.

Crampes d'estomac. — Ce sont des tiraillements
très-désagréables et parfois douloureux de l'estomac. Ces tiraillements, dus à une cause nerveuse,
coïncident toujours avec une exagération de l'appétit et des digestions laborieuses.

Vomissements spasmodiques. — Ces vomissements existent sans aucune altération de l'estomac; ils sont ordinairement précédés de nausées,
d'amertume de la bouche ou d'aigreurs, et très-
souvent d'un malaise général.

Les matières rejetées sont des mucosités, de la
bile ou des aliments, lorsque le vomissement a
lieu immédiatement après le repas. La cause
existe dans une modification inconnue de l'innervation.

Le vomissement que les personnes non habituées à la navigation éprouvent sur un navire qui marche est aussi un vomissement spsamodique, qui cesse dès que le batiment s'arrête.

Ces divers symptômes d'une lésion ou altération du système nerveux de l'estomac s'apaisent, disparaissent et reparaissent, selon les oscillations de la gastralgie.

SECTION 1

TRAITEMENT DE LA GASTRALGIE OU NÉVROSE DE L'ESTOMAC.

Les médecins praticiens qui se sont livrés, toute leur vie, à l'étude des névroses de l'estomac, improprement nommées gastralgies, s'accordent à dire qu'elles sont très-difficiles à combattre, et qu'elles ne reconnaissent point de traitement exclusif. — Les vraies gastralgies, traitées par des empiriques ou par de jeunes médecins qui formulent d'après leurs professeurs, et sans tenir compte des mille et une nuances idiosyncrasiques qu'offrent les individus, n'ont jamais été guéries. Or, comme cette affection est assez commune, de nos jours, interrogez cent gastralgiques, il ne s'en trouvera peut-être pas un seul qui affirmera avoir été radicalement guéri.

Voici le résumé des divers traitements rationnels, dirigés par les médecins les plus en renom et qui sont écrits dans divers ouvrages spéciaux, sur cette maladie. Ces diverses méthodes de traitement ont beaucoup d'analogie entre elles ; toutes indiquent des moyens fort judicieux; dans beaucoup d'endroits elles brillent par leur sagesse; mais, on y rencontre des points obscurs et quelquefois des contradictions; elles mettent généralement trop d'assurance dans leurs procédés, tandis que le résultat final n'est souvent pas très-heureux; c'est ce que nous essaierons de démontrer.

La meilleure méthode curative doit être basée sur les préceptes suivants :

1° Combattre l'éréthisme nerveux, lorsqu'il existe, par des adoucissants et des calmants.

2° Remédier à l'atonie des nerfs, lorsqu'elle existe, par de légers toniques ou fortifiants.

3° Dans le cas où les deux symptômes opposés, *excitation* et *atonie* se succèdent, se remplacent, ce qui arrive assez souvent dans le cours de la gastralgie, il est nécessaire de combiner l'emploi de calmants et des toniques, de manière à rétablir l'équilibre entre le système nerveux et les autres tissus. Cette association des calmants aux toniques a été préconisée par plusieurs praticiens célèbres, entre autres, le docteur Barras.

Le traitement de la gastralgie réclame des moyens hygiéniques et diététiques, plutôt que des médicaments; ces derniers, hormis les cas où ils deviennent d'une absolue nécessité, sont plus nuisibles qu'utiles. Un régime doux, calmant, tonique, selon la circonstance, produit toujours de bons effets. On a remarqué que l'estomac s'accommodait fort bien de mets simples, mais variés ; le même aliment qui se présente plusieurs fois de suite, au repas du jour et du lendemain, n'est pas aussi facilement digéré. C'est un fait constaté par l'expérience de tous les jours ; donc, la variété des mets et de leur préparation est une partie essentielle du traitement. Les aliments doivent être de bonne qualité ; la quantité, pour chaque repas, ne devra être ni trop forte ni trop faible, et toujours proportionnée aux facultés digestives de l'estomac. Une alimentation trop abondante ou trop stimulante fatigue l'estomac, occasionne des pesanteurs, des gaz, du malaise, des digestions difficiles. Assez souvent une portion des aliments est rejetée par le vomissement ; alors, le malade se trouve soulagé. — Une quantité trop faible d'aliments, lorsqu'il y a faiblesse, atonie, contribue à rendre le système nerveux plus irritable, par défaut de nutrition.

Les substances alimentaires les plus convenables comme aussi les plus favorables au gastralgique, sont les viandes et les légumes de facile digestion, qui nourrissent bien sans trop stimuler l'estomac : le filet de bœuf, le veau, le poulet, le faisan, le pigeon, etc., toutes ces viandes rôties ou cuites à l'étuvée. — Les poissons frais, à chair ferme : le merlan, la sole, l'alose, la plie, le rouget, la truite, etc. — Les œufs frais, à la coque ou brouillés à peine cuits, sont des aliments aussi faciles à digérer que riches en principes nutritifs. — Les légumes verts : petits pois, haricots tendres, asperges, épinards, laitue, chicorée, etc., au jus, au beurre frais ou au sucre. — Le pain de froment, bien levé, bien cuit; les biscottes de Bruxelles, les grissini, les petits pains et les excellentes moffines de la boulangerie *Leneuf*, rue de la Monnaie, à Paris. — Pour potages et bouillies, le gluten Véron, le riz, la crème de riz, le tapioka, le sagou, la farine de maïs et surtout les farines d'orge et d'avoine, légères et rafraîchissantes. — Quelques fruits dans lesquels domine le principe sucré : poires fondantes, pêches à chair tendre, figues, bananes en pleine maturité. — Quant aux pommes et aux prunes, le gastralgique ne devra les manger que cuites, en compote et largement additionnées de sucre.

Le sucre et les aliments sucrés que médecins, physiologistes et chimistes préconisent comme de fort bons aliments respiratoires, trouvent cependant des détracteurs. J'ai lu dans un ouvrage, écrit par un médecin distingué, intitulé : *Conseils à mon ami sur sa santé*, cette énormité : « Toutes les confitures sont des poisons..... » J'ai pensé, avec beaucoup de lecteurs éclairés, que cet auteur avait horreur des confitures, ou que cette phrase était une faute d'impression. (Voyez dans notre *Hygiène alimentaire*, l'importance des mets sucrés chez les malades et les convalescents. — Dentu, éditeur, Palais-Royal, Paris.)

Les boissons alcooliques sont presque toujours nuisibles aux gastralgiques; l'eau pure filtrée, est la meilleure boisson dont ils puissent faire usage; on permettra l'eau rougie aux personnes qui ne peuvent se passer de vin. Les infusions très-légères de thé Péko (1), de poudre de glands doux torréfiés, de Karouba également torréfié, ont rendu quelques services ; mais, la bonne eau pure de source qui s'est aérée en courant sur de petits cailloux, est la boisson préférable.

Le nombre des repas est subordonné à l'appétit et aux forces digestives du névropathe. Celui-ci se trouve bien de trois repas ; — celui-là ne peut manger que fort peu, chaque fois, et la faim le force à faire quatre petits repas ; — cet autre mangerait plus souvent encore, si la raison et surtout la crainte ne le retenait. Dans la plupart des névroses de l'estomac l'appétit est plutôt augmenté que diminué ; néanmoins, nous le répétons, on doit se défier de cette faim, qui tourmente beaucoup de gastralgiques ; il ne faut donner à l'estomac que la quantité exacte des aliments qu'il peut digérer ; car, si cette quantité se trouve dépassée, même de fort peu, l'estomac rejettera le trop qui le gêne ; le vomissement est toujours un phénomène fâcheux, dans ce sens qu'il ébranle le système nerveux de l'estomac et du premier intestin, et que cet ébranlement se propage assez souvent au système nerveux des poumons et du cœur.

(1) Nous recommandons les thés et les chocolats de la Compagnie coloniale qui nous ont été très-favorables dans les cas de *dyspepsie*. La moralité de cette Compagnie et les soins minutieux qu'elle prend pour l'achat et la conservation de ses produits, est une garantie de leur supériorité.

SECTION II

RÈGLE DE CONDUITE HYGIÉNIQUE.

Si le régime alimentaire des gastralgiques exige une attention soutenue sur la qualité des substances alimentaires et sur leur quantité mesurée à chaque repas, la conduite hygiénique demande aussi des soins incessants et de minutieuses précautions.

Le mot SOBRIÉTÉ contient, en partie, tout ce qui est relatif à la conduite : — Sobriété dans le boire et le manger; — sobriété dans les occupations de l'esprit et du cœur; —sobriété dans les rares plaisirs qui sont encore permis au gastralgique; — sobriété en toutes choses.....

Les rapports du névropathe avec l'atmosphère sont une source de malaises, de douleurs et demandent à être constamment surveillés. Voici quelques préceptes à leur égard. — Se soustraire scrupuleusement aux vicissitudes atmosphériques : le froid et le chaud excessifs; l'humidité, la pluie; et si, par aventure, on a subi une de ces influences, rentrer immédiatement au logis; changer de linge avant de prendre d'autres vêtements; promener sur toute la surface du corps, des frictions avec le gant de crins ou la brosse de flanelle.

L'hiver est souvent une saison meurtrière pour les vieillards et les gastralgiques; ils ne sortiront

11.

qu'après le lever du soleil et rentreront avant son coucher. Durant les journées sombres, neigeuses, glacées, ils resteront prisonniers au domicile.

Au printemps, mêmes précautions pour les matinées et soirées ordinairement fraîches et humides.

— Pendant les belles matinées d'été, les promenades à travers la campagne leur seront très-favorables, mais ils devront s'abriter contre les fortes chaleurs. Les grands vents du sud-ouest leur sont nuisibles; ils feront bien de ne point sortir quand ces vents règneront.

A la saison d'automne ils se comporteront comme au printemps : les matinées et les soirées sont très-fraîches; les nuits froides, les rosées abondantes; la moindre imprudence leur coûterait cher.

Le gilet de flanelle est de rigueur pour les névropathes qui ont dépassé trente-cinq ans.

La chambre à coucher des gastralgiques doit être large, spacieuse, bien aérée; le lit plutot résistant que mollet. Une couverture d'attente leur est nécessaire pour les nuits froides, afin de se couvrir. Si le froid des pieds venait à les saisir au lit, un édredon peut remplacer la couverture. — Les gastralgiques avancés en âge qui ont toujours les pieds glacés, se trouveront très-bien de prendre des chaussons de laine, avant de se coucher; ce moyen leur conservera la chaleur aux pieds pendant la nuit entière. — S'ils sont obligés de se lever précipitamment, ils auront la précaution de s'envelopper d'une robe de chambre ouatée ou de tout autre vêtement qui puisse s'opposer au refroidissement du corps. Le gastralgique dort ordinairement peu ; un moyen de rendre son sommeil moins court et plus réparateur, c'est de ne jamais se coucher après avoir mangé. Une heure et demie à deux heures sont nécessaires entre le repas et le coucher. Pas d'émotions, point de contrariétés pendant la soirée. Une petite promenade quand il fait beau, une conversation aimable et légère ; un peu de joie et d'espoir au cœur, au moment de se coucher.

Les physiologistes, médecins et hygiénistes sont d'accord sur ce fait. La vie sédentaire et les travaux d'intelligence intempestifs ou prolongés, entretiennent et aggravent les maladies nerveuses ; tandis que l'exercice en plein air, au soleil, les promenades, les distractions qui nécessitent un déplacement, une action sont, avec le régime alimentaire, le meilleur moyen de les combattre, de les atténuer, de les dissiper. Parmi les exercices recommandés dont les uns s'adressent aux hommes, les autres aux femmes, nous citerons les jeux de paume, de tamis, de volant, de mail, de quilles, etc. La danse, l'escrime, la natation, le travail de menuiserie, la scie, le rabot, en un mot tous les exercices corporels qui mettent en action le système musculaire, de façon à lui donner la prédominance sur le système nerveux.

Les divers exercices du bâton ou de la baguette, avec les attitudes, poses, mouvements étudiés et combinés de manière à mettre en action les muscles des bras, de la poitrine, du torse et des jambes, sont un excellent moyen de combattre les effets débilitants de la vie sédentaire. Les femmes surtout en retireront grand profit.

Voyez dans l'*Hygiène de la Beauté*, au chapitre gymnastique, la description de ces exercices qui n'ont rien de fatiguant et qui entretiennent merveilleusement la souplesse du corps et le jeu facile des articulations (1).

Les femmes vaporeuses, hystériques, les hommes d'une impressionnabilité excessive, les hypochondriaques éprouvent une notable amélioration lorsque, dirigés et soutenus par une volonté ferme, ils quittent leurs occupations sédentaires, leurs travaux de cabinet, pour se livrer aux travaux des champs, à la pratique du jardinage, aux actives distractions de la campagne; ils ont alors beaucoup de chances pour obtenir leur guérison.

L'homme de lettres et surtout le savant doivent, pour quelque temps, suspendre leurs études sérieuses. Les promenades botaniques ou minéralogiques leur seraient très-utiles. A Paris, les visites dans les musées, et dans les divers endroits où l'industrie expose des curiosités de tous genres, sont encore un moyen de distraction. Enfin, au pis aller, la promenade dans les rues, en *flânant*, en s'arrêtant devant les magasins, les étalages, les ateliers, etc., peut avoir son utilité. Les voyages d'agrément, lorsqu'on peut les entre-

_____

(1) Chez Dentu, éditeur, Palais-Royal, à Paris.

prendre, sont en cette circonstance un excellent moyen de reposer l'esprit. Dans le cas où les hommes de lettres ou de science auraient d'importants travaux à terminer, ils devront fractionner leur travail de la journée, de manière à laisser une interruption d'une heure entre la cessation et la reprise. Cette heure sera employée à quelques-unes des distractions dont nous venons de parler. C'est ainsi qu'ils parviendront à briser cette contention d'esprit qui produit une tension nerveuse et qui, du cerveau fatigué, s'irradie sur l'estomac et de là sur l'organisme entier. Alors, surviennent les exacerbations, les crises gastralgiques et tout l'affreux cortége des névroses exaspérées.

Ces recommandations ne s'adressent pas seulement à l'homme de lettres et au savant, elles concernent aussi les gens de bureau, de lois, de finances qui passent des journées entières dans leur cabinet ; le même excès de travail leur fait gagner la même maladie.

Nous ne saurions trop répéter aux femmes vaporeuses d'abandonner la lecture des romans; de fréquenter le moins possible les théâtres, bals, concerts et grandes soirées (*lieux d'exaltation physique et morale*) toujours au détriment de leurs nerfs et de leur santé. Ce qui leur convient ce sont les fêtes et les soirées de famille, les réunions d'amis intimes où la gaîté s'unit à l'amabilité, où l'on trouve de douces distractions et des surprises exemptes de ces violentes émotions, toujours funestes aux constitutions nerveuses.

Tel est, en abrégé, le traitement le plus sage, la conduite hygiénique la plus rationnelle auxquels doit se soumettre tout gastralgique, afin d'éloigner, sinon d'effacer, de détruire les crises douloureuses qui lui rendent la vie amère ; qui souvent lui font perdre courage, le plongent dans une noire tristesse et le conduisent peu à peu à cette terrible maladie qu'on nomme *hypochondrie !* .... Il est besoin d'une volonté ferme, inébranlable pour ne jamais dévier du régime et de la règle de conduite qui doivent lui procurer l'allégement de ses maux. Il faut supporter résolument toutes les privations qui lui sont imposées ; car les plus légères infractions à cette règle, lui feront perdre en quelques heures, tout le bénéfice de ses privations antérieures.

§ 4.

Le traitement que nous venons de décrire, n'est point adopté par tous les médecins ; beaucoup au contraire divergent d'opinions et, selon qu'ils croient avoir obtenu un succès avec tel médicament ou telle méthode, ils en proclament bien haut l'heureuse efficacité. Lorsque ces médicaments ou cette méthode sont patronnés par une célébrité médicale, les jeunes médecins l'adoptent et laissent de côté la thérapeutique rationnelle. Ces variations dans le traitement des maladies, sont une preuve évidente qu'il n'y a pas de certitude en médecine. Lorsqu'en principe une chose a été reconnue et jugée bonne, est-il sage de l'abandonner pour courir après l'incertain? La plupart de ces nouveaux médicaments qui ont été préconisés si bruyamment, contre la gastralgie : le sousazotate de bismuth, le laurier cerise, la jusquiame, la belladone, la noix vomique, et autres stupéfiants, après de nombreux succès, ont été abandonnés pour revenir à l'ancien traitement.

Aujourd'hui presque tous les médecins sont d'accord sur ce point que les gastralgies doivent se traiter par le régime alimentaire et la conduite hygiénique, et qu'il faut laisser la pharmacie de côté. Mais les opinions sont partagées à l'égard de l'alimentation. Ceux-ci ordonnent certains aliments et proscrivent certains autres; ceux-là rejettent les aliments ordonnés par trois confrères et prescrivent ceux qui ont été défendus.... Lesquels ont raison? L'expérience des malades, soumis à ces traitements, peut seule résoudre la question.

Ne pouvant entrer dans des détails qui nécessiteraient une polémique, nous bornerons nos observations sur quelques aliments les plus fréquemment et les plus communément usités. Pour de plus amples détails nous renvoyons le lecteur à notre *Hygiène alimentaire*.

SECTION III

Nos lecteurs savent déjà que dans les névroses de l'estomac, les fonctions de cet organe sont augmentées, diminuées ou perverties. Parmi les gastralgiques les uns ont un dégoût prononcé pour certains aliments et peu d'appétit; les autres sont affligés d'une faim dévorante, insatiable et trouvent délicieux tout ce qu'ils mangent. On en rencontre qui n'apprêtent que des aliments lourds, indigestes : le lard, la viande de porc, la croûte de pâté, etc., et les digèrent facilement, tandis que leur estomac rejette les mets légers : la crème de riz, le tapioca, l'œuf à la coque, le blanc de poulet, etc. On cite des névropathes qui ont un goût prononcé pour des substances non alimentaires, non assimilables : de la terre, du plâtre, des ordures, des substances putréfiées, infectes.... Néanmoins, l'estomac les garde; mais comme ces substances sont inattaquables par le suc gastrique, elles glissent, coulent dans la longueur du tube digestif, sont rejetées au dehors sans le moindre accident, ni profit pour la nutrition.

Comment expliquer ces anomalies, ces singularités? c'est difficile. On élude la difficulté en disant que le système nerveux peut produire les phénomènes les plus merveilleux, les plus invraisemblables. Ce qu'il y a de vrai, de positif, c'est que l'estomac possède un instinct, que je nommerai instinct *gastrique*. C'est cet instinct, qui lui fait garder ou rejeter les substances qu'on y a ingérées. Ne serait-il pas déraisonnable, et très-imprudent de forcer une personne, à plus forte raison un malade, à manger ou à boire les substances que son estomac rejette obstinément? Si, chez les gastralgiques, cet instinct a pris un surcroît de développement, c'est bien le cas, ou jamais, d'écouter l'instinct gastrique.

Nous voici arrivé à la défense du lait et des fécules, faite par plusieurs auteurs qui ont écrit sur les gastralgies. Nous en extrayons ce passage :

« ..... Le régime doit se composer de bouillons gras, de potages gras, de viandes rôties ou grillées, de légumes au jus de viande, d'eau de selz et de vin de Bordeaux. Ces aliments doivent être froids autant que possible. Il faut en même temps proscrire sévèrement certaines substances qui ne nuisent pas moins que les précédentes sont utiles; tels sont le laitage, les farineux, les ragoûts, les salaisons, le gibier, les crudités, le café, le thé, les liqueurs spiritueuses.... »

A cela nous répondons : c'est fort bien si le malade digère facilement les viandes et le vin; mais, dans le cas contraire, ne serait-il point préférable de remplacer le régime animal par un régime végétal? Si le gastralgique désire ardemment se nourrir soit de laitage, de fécules et de légumes au beurre frais ou au sucre, soit d'autres substances douces et légères; si son estomac les digère bien, pourquoi les lui refuser, et le forcer à prendre des viandes et des boissons que son estomac rejette?... Cela nous paraît fort peu logique.

Dans deux autres ouvrages on lit :

« — Donnez au malade de bons consommés de viande, de bons bifteecks saignants, de bonnes côtelettes de mouton, du bon vin de Bordeaux et

son estomac débilité par un régime végétal repren-
dra vite du ton et de l'énergie. »

Tout cela est *fort bon*; mais encore, il faut que
l'estomac du malade puisse les digérer; et s'il ne
les digère pas, toutes ces bonnes choses deviennent
mauvaises.

Dans un autre ouvrage :

« — Gardez-vous bien d'ordonner du laitage et
des mets féculents aux gastralgiques, si vous voulez les guérir; c'est le moyen de prolonger, d'aggraver la maladie et de la rendre plus doulou-
reûse. Son estomac étant dans l'atonie, le lait et
les fécules ne peuvent qu'augmenter sa faiblesse,
son impressionnabilité et par conséquent doubler
ses souffrances. Le seul remède est dans une nourriture fortement azotée, soutenue par du bon vin
vieux...... »

Vous êtes bien impératif et bien exclusif dans vos
ordonnances, disait un de ses confrères à l'auteur
de ce dernier ouvrage; si particulariser est un défaut, généraliser en est peut-être un plus grand
encore. Avez-vous la certitude que parmi ces vingt
gastralgiques, il n'en n'est pas quelques-uns qui
n'aient retiré grand bénéfice d'un régime féculent
et lacté? Qu'il n'en est pas quelques autres à qui
le vin et la viande n'aient été nuisibles?... Non...
Eh bien, ne généralisez pas avec autant d'assurance, car vos généralités peuvent être fort dan
gereuses à ceux qui n'y prennent point garde.

Vous savez aussi bien que moi que les aliments
donnés à vingt personnes différentes ne produi-

raient pas les mêmes effets et ne donneraient pas les mêmes résultats; que leur digestion et leur assimilation est subordonnée à une foule d'influences organiques. — Ceux-là digéreront parfaitement et facilement la viande ; — ceux-ci la digéreront moins bien; — et il en est d'autres qui ne la digéreront que très-difficilement; — Enfin, on en rencontrera quelques-uns qui ne la digéreront point et qui la rejetteront.

Le même raisonnement peut s'appliquer au lait et aux légumes. Or, ne serait-il pas beaucoup plus sage, plus rationnel de dire aux gastralgiques, aux névropathes, dont les forces digestives sont si capricieuses : Choisissez, expérimentez, parmi les aliments, ceux que votre estomac digère facilement et proscrivez de votre régime les aliments dont la digestion est laborieuse ou impossible. En d'autres termes : Mangez les substances qui vous font bien et rejetez celles qui vous font mal.

Si nous passons ensuite aux conditions exigées pour une bonne alimentation, je vous ferai observer que la conformation anatomique du tube digestif de l'homme, exclut une alimentation purement animale, de même qu'une alimentation purement végétale. L'association de la viande aux fécules et aux légumes est le mode d'alimentation le plus favorable à une bonne nutrition et à une parfaite assimilation.

Si je poussais plus loin cette digression, je vous dirais qu'il a été démontré, par des expériences, qu'on peut se nourrir de lait et de légumes exclusivement, sans dommage pour la santé, tandis qu'il n'en est pas de même si l'on se nourrit exclusivement de viandes. Au bout d'un certain temps de ce régime purement animal, la santé s'altère et la vie serait menacée, si l'on continuait; parce que l'homme n'est pas un animal essentiellement carnivore.

D'après l'analyse chimique et les travaux de plusieurs physiologistes émérites, le lait est un *aliment complet;* ses trois principes représentent la réunion de plusieurs substances alimentaires.
— Le *fromage* contient le principe azoté ou *l'azote* des viandes; — Le *beurre* contient le *carbone* de la graisse et des corps gras; — Le *sérum* ou *petit lait* contient le *sucre* de l'amidon ou des fécules; et l'hydrogène de l'eau, de plus, des sels entrant dans la composition de notre sang.

Lorsque le lait s'accommode à l'estomac, c'est-à-dire lorsqu'il est bien digéré, son assimilation a lieu sans fatigue, sans excitation, et la nutrition s'opère facilement. Le lait est donc préférable à tout autre aliment dans les névroses de l'estomac, les gastralgies, puisqu'il remplit ces conditions exigées : *nourrir sans exciter; calmer sans débiliter.*
— Or, si le lait réunit de si heureuses qualités, pourquoi beaucoup de médecins le proscrivent-ils du régime alimentaire des personnes affectées de névropathies gastriques?... Pourquoi? Parce qu'un auteur ou un professeur a éprouvé des insuccès avec les aliments lactés; est-ce là une raison plausible ? Je ne le pense pas. Parce que le lait aura

été mal administré ou nuisible à quelques gastralgiques dont l'estomac ne pouvait le supporter, il faudra en étendre la proscription à tous?... Cela n'est pas logique. Je conclus donc à l'adoption du lait, non-seulement dans le régime des gastralgiques, mais encore dans toutes les affections des voies digestives qui exigent une alimentation facile, douce et calmante. Inutile de répéter que cette recommandation ne s'adresse qu'aux personnes qui digèrent le laitage.

Je termine enfin cette longue digression en faisant observer qu'en préconisant l'usage du lait, je n'entends nullement en faire une nourriture exclusive, mais bien un auxiliaire des autres aliments. — Le lait se prête à une grande variété de combinaisons culinaires, fort agréables surtout aux malades qui n'aiment pas beaucoup la viande. Au nombre des préparations lactées nous citerons les blancs-manger, les gâteaux de riz, de pommes de terre, de semoule; — les flans aromatisés avec la fleur d'orange ou la vanille; — les vermicelle, semoule, riz, tapioca, sagou, gluten au lait; — les épinards, la laitue, la chicorée, salsifis et autres légumes au lait; — les farines d'orge, de maïs et d'avoine au lait; — les crèmes au café, au chocolat et au thé; — les œufs à la crème; — les framboises, fraises et marmelades de fruits à la crème, et une foule d'autres combinaisons qui permettent à tous les goûts de choisir, et sont la preuve la plus convaincante de l'utilité, de la nécessité du lait dans le régime alimentaire.

SECTION IV

OBSERVATION REMARQUABLE D'UNE GASTRO-ENTÉRALGIE TOU-
JOURS AGGRAVÉE PAR LES MÉDICAMENTS,
ET QU'ONT APAISÉ DE SIMPLES MOYENS HYGIÉNIQUES

A l'appui de notre opinion sur la rareté des guérisons complètes de maladies nerveuses, nous rapportons ici l'observation d'une gastralgie des plus intenses, rédigée par le malade lui-même, versé dans les études médico-physiologiques.

« Les travaux de l'esprit et les veilles opiniâtres ont détruit à jamais ma santé. Huit années seulement pour écrire vingt volumes de recherches!... A la suite de ce travail (déraisonnable) une **gastro-entéralgie** *flatulente*, escortée des plus graves symptômes, s'est déclarée dans toute sa violence. Depuis dix années j'ai souffert tous les maux qui peuvent s'abattre sur un être humain. Hélas! plus de repos ni nuit ni jour... Une insomnie agitée fatiguante, qui m'extenue; de poignantes douleur, qui ne peuvent se calmer, et plusieurs fois pas mois, des crises à rendre fou de désespoir......

« L'énorme quantité de gaz qui se forme instantanément dans l'estomac et l'intestin, sont une cause permanente de malaise. Leur expulsion très-difficile, me soulage un peu, mais à peine expulsés, ils se reforment de nouveau en plus grande abondance... Le moindre obstacle à leur écoulement me jette dans un état d'angoisses inexprimables : alors, surviennent les coups de poignard dans l'estomac, la sternalgie, les vomissements, les palpitations et au bout une crise terrible, épouvantable!...

« Cette crise, dont je parle, s'observe rarement chez les névropathes, elle est, pour ainsi dire, particulière à ma maladie; je ne l'ai jamais rencontrée parmi le grand nombre de gastralgiques avec lesquels j'ai communiqué. En voici la description :

« Les *grandes crises*, ainsi que je les nomme, sont si violentes, que j'ai peine à comprendre comment la vie n'a point cessé au milieu des effrayants désordres de la circulation sanguine. Un profond pincement dans la partie de l'estomac qui correspond à l'épigastre, est le signe de l'invasion. Soudain le cœur palpite avec une rapidité telle qu'il est impossible de compter ses battements. Tout à coup il s'arrête pendant 30 à 35 secondes; puis les palpitations recommencent avec une force extrême. La circulation s'arrête de nouveau; les palpitations reprennent et s'arrêtent brusquement, et toujours ainsi... Les palpitations et les arrêts du cœur se succèdent sans interruption pendant toute la durée de la crise qui est de 6 heures, 7 heures et jusqu'à 10 heures!...

« Les douleurs physiques et les souffrances morales que j'éprouve durant ces crises sont indicibles. Le sang accumulé dans une des cavités du cœur, trouvant l'issue par laquelle il doit sortir spasmodiquement fermée, dilate le ventricule, engorge les artères pulmonaires ; le poumon fonctionne difficilement, la respiration s'embarrasse, l'oppression augmente... j'étouffe... Et cet état d'atroces souffrances dure en moyenne huit heures !.. souvent, plus, rarement moins. Les deux dernières qui m'assaillirent durèrent, l'une 11 neurés 35 minutes ; l'autre 12 heures 10 minutes... Cette fois, je crus le moment suprême arrivé !... je quittais la vie sans regret ; car c'était trop souffrir... Cependant un lien m'attachait encore à l'existence : une fille que j'aimais et dont la tendresse égalait la mienne.

« Depuis une année environ, les grandes crises ont cessé ; mais tous les autres phénomènes persistent : les gaz incessants, la boulimie, les vomissements, l'insomnie, etc., etc. Le supplice de Tantale n'est rien, comparé aux maux que j'endure. Il n'avait que soif, lui ; tandis que moi, j'ai soif et ne puis boire ; j'ai faim et ne puis manger que de petites quantités insuffisantes... Une cuillerée à café de bouillie liquide en trop, l'estomac se ballonne et les vomissements ont lieu... Souvent après un mince repas, lorsque je ne puis rendre les gaz qui m'étouffent, mon ventre se gonfle instantanément et je suis tympanisé ! Oh ! que de souffrances, que d'angoisses alors... Cet état persiste jusqu'au moment où des éructations, sous forme d'explosion, me débarrassent un peu de ces affreux gaz, et cela dure pendant des heures entières...

« La nuit vient, triste nuit !... je suis accablé de

sommeil et ne puis dormir... Si mes paupières appesanties s'abaissent un instant, soudain un violent coup de poignard dans l'estomac, me réveille en sursaut, me fait bondir et m'annonce que l'estomac et les intestins sont remplis de gaz. Pour conjurer une grande crise, il faut de suite se battre les flancs, s'agiter, se rouler sur le sol, se contorsionner pour expulser cette énorme quantité d'air qui menace de me faire éclater... Accablé, brisé de fatigue, je ne puis me reposer, il faut toujours marcher... Quelles tortures!... les endurer nuit et jour depuis dix ans!...

« Privé de toutes les distractions de la société, je suis toujours seul ; je marche et vis seul... je dois sans cesse penser à mon mal et expulser l'air qui me ballonne, sous peine d'une crise terrible... N'est-ce point une affreuse existence que la mienne ? Quel grand criminel a-t-il été jamais torturé de la sorte ?...

« Mais, les forces m'abandonnent chaque jour ; la nutrition est insuffisante à réparer les pertes que je fais par les gaz ; la faim me dévore, boit mon sang et je ne puis manger que des aliments demi-liquides, sous peine de vomissement. Mon corps exténué, est dans un état voisin du marasme... Il faut que la vie soit bien tenace dans mon corps pour ne point l'abandonner...

« Que de fois, dans ces longues nuits sans sommeil, il me vint de sinistres idées !.. Que de fois je traversai des heures de découragement et de désespoir, avec la pensée de mettre fin à mes souf-

frances... Un jour le courage m'avait abandonné;
les douleurs étaient si poignantes que je saisis
convulsivement un flacon de morphine... Là, di-
sais-je froidement, là se trouve le souverain remède
à mes maux... le repos éternel... J'en fis sauter le
bouchon... j'allais... lorsque promenant autour de
moi des regards inquiets, mes yeux s'arrêtèrent
sur le portrait de ma fille adolescente. Cette douce
et charmante figure qui semblait me sourire, me
fit tressaillir de la tête aux pieds, comme si j'allais commettre un crime... J'hésitai... par un
violent effort je luttais contre ces pensées de
mort, quand tout à coup la porte de mon cabinet
s'ouvrit, et ma fille, s'élançant dans mes bras,
s'écria :

« O mon père ! un rêve affreux m'a glacée d'effroi ; j'en suis encore toute frissonnante, toute
émue... je te voyais mourir... Mon Dieu, prenez
pitié de nous... puis, en m'embrassant : — Pauvre
père, toujours souffrir... Que ne puis-je alléger
tes douleurs?... Ne perds point courage... Ta maladie s'usera, tu reviendras à la santé... Le ciel
exaucera mes ferventes prières, j'en ai l'espoir...

« Je pressai cette chère enfant sur mon cœur;
une larme d'attendrissement roulait sous mes
paupières... J'avais oublié mes souffrances... elle
poursuivit :

« Le triste hiver, si funeste aux malades, nous
a enfin quitté. Le soleil est plus chaud, les
champs commencent à reverdir, déjà les prime-
vères sont écloses... Oui, le printemps te rendra

tes forces; nous irons dans la campagne admirer cette belle nature d'avril, si fraîche, si riante; nous irons ensemble cueillir les premières fleurs; ô mon bon père! reprends courage!...

« Cette voix si douce, ces paroles si tendres, glissaient comme un baume dans mes veines... Je ne souffrais plus; le calme avait succédé aux terribles commotions du désespoir... — Oui, chère enfant, répondis-je en lui pressant les mains dans les miennes; oui, je vivrai pour t'aimer encore plus que je t'aimais, si c'est possible. Je vivrai pour veiller sur ton avenir, et j'emploierai tout ce qu'il me reste de forces et d'intelligence pour augmenter la somme de ton bonheur...

« De ce jour, les grandes crises cessèrent... les autres symptômes ont persisté. Toujours la faim insatiable, les vomissements à la moindre bouchée en trop, les gaz en quantité énorme, les coliques flatulentes, les digestions laborieuses, une constipation des plus opiniâtres, malgré la nourriture rafraîchissante; les palpitations violentes à la moindre émotion; impossibilité de monter les escaliers, ni les pentes peu rapides, fatigues, insomnie complète; privation absolue des plus innocents plaisirs; enfin, tout ce qui rendrait la vie insupportable à un autre, je l'éprouve; mais les grandes crises ont cessé!... et je m'estime heureux encore; car je puis vivre pour ma fille... Ne m'oubliera-t-elle pas, un jour?...

« Je termine, en faisant observer que pendant

huit années consécutives, j'ai suivi le régime ordonné par les plus grands médecins; j'ai épuisé
tout ce que la thérapeutique et la pharmacie peuvent fournir contre cette affreuse maladie. Toutes
les applications de la médecine externe je les ai sup-
portées : saignées, sangsues, ventouses scarifiées;
— vésicatoires, moxas, frictions diverses, et longtemps continuées, brosse électrique, etc.; — cataplasmes, irritants, opiacés; — bains de toutes
sortes, douches d'eaux minérales, de vapeurs aromatiques, etc; — j'ai eu la constante opiniâtreté
d'appliquer sur la région épigastrique et abdominale neuf cent soixante ventouses scarifiées, dans
l'espace d'une année!... Plus de cinquante vésicatoires ou moxas!... et tout cela sans le moindre
succès, sans le plus minime amendement, la plus
légère amélioration..... J'ai usé, essayé de tout, je
me suis soumis à toutes les applications, à tous
les régimes; la gastralgie a résisté à tout!... Le
pèu d'amélioration que j'ai éprouvée, date du jour
où j'ai dit adieu à la médecine et à la pharmacie
pour me jeter dans les bras de l'Hygiène.

« Enfin, si je ne craignais de froisser certaines
susceptibilités, je dirais que toutes les consulta-
tions et ordonnances médicales, relativement au
régime alimentaire, se sont accordées à me défen-
dre le lait et les fécules, et à me prescrire la viande
et le vin. Avouerai-je que n'obtenant que déception et malaise de ce régime, je me suis volontairement mis au régime contraire, et que j'en ai
éprouvé un peu de soulagement. Je continue donc

le régime féculent-lacté et m'en trouve fort bien.

« Telle est en abrégé, l'histoire d'une maladie que les travaux de cabinet et une vie trop séden-taire, tendent à multiplier.

« Cette observation a été aussi rédigée dans le but d'éclairer le lecteur qui serait affligé d'une ma-ladie semblable, de lui démontrer la stérilité des drogues et des autres moyens thérapeutiques, et tout le bénéfice qu'on peut retirer du régime ali-mentaire bien ordonné et d'une conduite hygié-nique sagement réglée. »

CHAPITRE XV

Du rhumatisme et de la goutte.

—

Rhumatisme.

Ce mot créé par l'ancien humorisme qui voyait, dans les humeurs, la cause de toutes les maladies, a été conservé par la médecine moderne.

Le rhumatisme est une affection très-mobile, se déplaçant facilement, quittant un membre ou une partie du corps pour se porter sur une autre, et s'accompagnant toujours de douleurs plus ou moins aiguës. Aujourd'hui le rhumatisme est considéré comme une inflammation des tissus affectés.

Les causes les plus ordinaires comme aussi les plus fréquentes du rhumatisme, sont le refroidissement et la suppression de la transpiration. L'irritation des viscères et particulièrement celle dés organes de la digestion, peut devenir une cause de rhumatisme : il suffit quelquefois d'une gastrite commençante pour que les douleurs se déclarent dans les muscles et les articulations : l'état vulgairement nommé *courbature,* provient, le plus souvent, d'une irritation gastrique ou d'une gastralgie.

Il existe deux sortes de rhumatismes : le *musculaire* et l'*articulaire*. Le premier a son siége dans les muscles ; le second s'établit dans les articulations.

SECTION I

RHUMATISME MUSCULAIRE

Il revêt deux formes, la forme *aiguë* et la forme *chronique.*

Le rhumatisme musculaire aigu s'annonce, en général, brusquement, sans signes précurseurs, il s'accompagne de fièvre, de lassitude et de malaise. On éprouve une douleur très-vive sur le trajet des muscles rhumatisés ; le plus petit mouvement exaspère cette douleur au point que le patient pousse des cris involontaires et se condamne à une immobilité complète pour ne pas souffrir.

La durée du rhumatisme est très-variable ; tantôt elle ne dépasse pas quelques jours, et tantôt elle se prolonge pendant des semaines, des mois entiers, et prend alors la forme chronique. Du jour où l'on a éprouvé une atteinte de rhumatisme, il est bien rare qu'on en guérisse radicalement, surtout chez les personnes arrivées à l'âge mûr. Presque toujours le rhumatisme qu'on croyait parti, revient prendre possession de son ancien domaine au moment où l'on s'y attend le moins.

Le pronostic du rhumatisme musculaire est sans gravité, lorsqu'il n'y a pas complication du côté du cœur, ou des membranes séreuses, ainsi que cela arrive assez fréquemment dans le rhumatisme articulaire.

Le rhumatisme musculaire offre plusieurs variétés et chaque variété tire son nom du siége qu'il occupe : — Le *lombago* désigne le rhumatisme des lombes ; — Le *crural* celui de la cuisse ; — La *sciatique* le rhumatisme du membre entier, etc., etc.

§ 1.

Traitement du rhumatisme aigu.

Le traitement peut se résumer ainsi : Saignées générales et locales ; — Cataplasmes émollients et sédatifs ; — Bains tièdes ; — Tisanes adoucissantes et sudorifiques chaudes ; — Diète ; — Repos au lit.

La saignée générale n'est ordonnée que dans le cas où le rhumatisme occupe une grande étendue, et lorsque l'intensité des douleurs indique une vive inflammation des muscles. Hormis ce cas, les sangsues appliquées sur le trajet endolori, sont suffisantes ; après leur chute on recouvre la partie d'un cataplasme émollient. La diète est de rigueur au début de la maladie ; — Tisanes adoucissantes édulcorées avec du miel ; — demi-lavement émollient pour prévenir et combattre la constipation.

Lorsque la fièvre et les vives douleurs se sont un peu calmées on peut ordonner quelques verres de tisane sudorifique pour exciter la transpiration, des frictions avec une brosse de flanelle et quelques bains tièdes. Le régime diététique est aussi d'un grand secours.

§ 2.

Traitement du rhumatisme chronique.

La saignée et les sangsues sont, ici, rarement indiquées ; c'est aux rubéfiants cutanés, aux révulsifs qu'il faut avoir recours. Les frictions avec une pommade ou un liquide irritant, tels que l'ammoniaque liquide, l'huile de croton, la pommade stibiée, etc., d'autrefois les frictions avec une liqueur aromatique comme l'esprit de mélisse, l'eau de lavande, l'eau de cologne et autres semblables produisent de bons effets, en excitant la peau. — Les bains de vapeur aromatiques, les douches, les eaux thermales sulfurées procurent en général, une amélioration notable. Beaucoup de rhumatisants se louent des bains de Barrèges ; à la première saison de ces bains, ils ont éprouvé un grand soulagement ; la deuxième saison les a presque guéris. Mais, comme le rhumatisme chronique est une des maladies les plus tenaces, il est nécessaire, disent les médecins des Eaux, de faire usage pendant plusieurs années de suite, des bains sulfureux, et surtout de se laisser diriger par le médecin de l'établissement thermal.

On a beaucoup vanté l'émétique en boisson, à haute dose; plusieurs praticiens distingués affirment les bons résultats de ce médicament, dans les cas où la thérapeutique ordinaire n'avait pas réussi. Voici la meilleure manière de l'administrer :

On fait dissoudre six grains d'émétique dans six onces d'eau distillée, avec addition d'une once d'eau de fleurs d'oranger et d'une cuillerée de miel. D'heure en heure on en fait prendre au malade une cuillerée à bouche dans un demi-verre d'eau. La première dose peut quelquefois provoquer le vomissement; mais les autres doses sont ordinairement suivies de quelques selles et de sueurs abondantes, qui atténuent considérablement les douleurs et bien souvent les font disparaître.

En résumé, le traitement du rhumatisme chronique se réduit à l'usage des frictions, des révulsions cutanées, des bains de vapeur, des bains d'eaux thermales et des boissons sudorifiques. — L'emploi bien-entendu de l'émétique, une nourriture douce, l'usage des vêtements de laine, de la flanelle ; enfin, la préservation du froid et de l'humidité. Ce dernier point d'hygiène est très-important. En effet, la cause la plus fréquente du rhumatisme étant le refroidissement du corps, ou une suppression de transpiration, les sujets prédisposés ou atteints de douleurs rhumatismales devront éviter strictement les variations de température, les endroits frais, les courants d'air, et porter des vêtements qui puissent les protéger contre le froid et l'humidité.

SECTION II

RHUMATISME ARTICULAIRE (*Arthritis*)

Cette sorte de rhumatisme débute par un état de malaise, avec frissons et gêne douloureuse dans les articulations qui doivent être affectées. Après quelques jours, la douleur grandit et devient si intolérable que le moindre attouchement arrache des cris au rhumatisant. Les articulations malades se gonflent, la peau rougit, se tend, devient brûlante; les artères battent plus fort que d'habitude et les veines se gonflent; enfin la fièvre s'empare du sujet et son intensité est toujours en rapport avec l'étendue, le volume et le nombre des articulations malades. Pendant toute la période d'acuité, il y a insomnie, anxiété, rarement délire. Lorsque la phlegmasie articulaire a parcouru franchement ses diverses périodes, sans complications, la fièvre tombe, les douleurs cessent peu à peu, et au bout de quinze à vingt jours, quelquefois plus, la convalescence commence.

Mais, la marche du rhumatisme articulaire n'est pas toujours aussi régulière ; elle se trouve souvent retardée par de dangereuses complications . l'*endo-cardite !* c'est-à-dire l'inflammation de la membrane qui tapisse les cavités du cœur. Alors, la fièvre augmente, les battements du cœur sont précipités, tumultueux, l'anxiété, la tristesse, s'emparent du malade. Un traitement énergique est nécessaire pour combattre victorieusement cette terrible complication.

Dans la grande majorité des cas de rhumatisme articulaire, la guérison a lieu au bout d'un temps plus ou moins long, laissant un peu de gêne dans les mouvements de l'articulation, gêne qui finit néanmoins par disparaître.

Le traitement du rhumatisme articulaire aigu est du ressort de la médecine; il exige beaucoup de patience et de docilité de la part du malade ; de ces deux conditions dépendent sa prompte et durable guérison.

Plusieurs remèdes ont été préconisés comme spécifiques du rhumatisme et n'ont point répondu aux espérances qu'ils avaient fait naître; tels sont l'émétique et le sulfate de quinine à hautes doses ; le nitrate de potasse et surtout l'opium. Ce dernier médicament est fort utile, à la dose de 25 à 30 contigrammes au plus, non comme spécifique, mais comme calmant, lorsque les douleurs sont très vives et l'insomnie compliquée d'agitation.

D'autres substances thérapeutiques ont été proposées et expérimentées, sans plus de succès; telles sont la digitale, l'aconit-napel, le colchique, le mercure, l'antimoine, etc., etc., à l'extérieur les liniments camphrés, opiacés, les pommades, calmantes, excitantes, rubéfiantes; les frictions, le massage, l'urtication, l'électricité, etc., etc.

On peut dire qu'ici comme dans toutes les maladies rebelles, les remèdes sont d'autant plus nombreux, qu'ils sont incertains et moins efficaces. Le même médicament donné à trois malades atteints de rhumatisme, réussit sur le premier, reste stérile pour le second et fait mal au troisième. Donc, il n'existe point de spécifiques qui puissent guérir la même maladie chez tous ceux qui en sont atteints. Croire à tous ces remèdes infaillibles que prône le charlatanisme, dans les journaux, et que le désir insatiable du lucre affiche de tous côtés sur les murs, est une naïveté toujours funeste à ceux qui ont le malheur de s'y laisser prendre. La raison, le simple bon sens devrait leur faire éviter le piége, et leur crier bien haut, que l'art médical est le seul qui mérite leur confiance; l'art médical éclairé, sérieux, honnête, expérimenté ; car, du moment qu'il devient vénal il ne saurait plus inspirer la même confiance.

SECTION III

DE LA GOUTTE

Arthrite. — Podagre. — Rhumatisme goutteux

Le nom de *goutte* a été donné à une irritation particulière qui se développe dans les articulations des doigts et des orteils; lorsque cette irritation attaque les grandes articulations telles que celles du genou et de la cuisse, du poignet, du coude et de l'épaule, on l'appelle *rhumatisme goutteux*; d'où l'on peut conclure que la goutte et le rhumatisme goutteux sont la même affection; ils ne diffèrent que par le siége du mal.

Symptômes. — La première atteinte de la goutte a généralement lieu de 30 à 40 ans. Elle frappe de préférence les sujets adonnés aux excès de la table et de Vénus; les individus que leur profession expose aux vicissitudes atmosphériques y sont également sujets.

L'invasion de la goutte est presque toujours précédée de malaise, d'agitation, de fatigue des membres, de suppression d'évacuation périodique, d'hémorrhoïdes, etc. C'est ordinairement pendant la nuit que la goutte se déclare, par une vive douleur aux doigts ou aux orteils. La violence du mal subsiste pendant plusieurs jours, puis semble se calmer; le malade éprouve du soulagement et se croit débarrassé; mais hélas! vain espoir... l'irritation passe dans un autre doigt ou un autre orteil, accompagnée du même cortége de douleurs; puis repasse au premier orteil ou attaque le doigt voisin. Enfin, après 15 à 20 jours de souffrances, quelquefois plus, quelquefois moins, le malade se croit tout à fait délivré.... Nouvelle déception!..... L'expérience a prouvé qu'on ne guérissait jamais radicalement de la goutte et du rhumatisme goutteux.

La goutte offre des variétés fort singulières, relatives aux symptômes, à l'intensité et à la durée
des attaques. Il est des goutteux qui souffrent
beaucoup; d'autres moins; chez quelques-uns
l'intervalle entre une attaque et la suivante est
de deux et trois ans tandis que le plus grand
nombre éprouvent une attaque chaque année ,
ayant une durée de deux à trois mois. Une circonstance assez remarquable et peu agréable pour
le goutteux, c'est que les attaques subséquentes
sont plus douloureuses que la première attaque.

SECTION IV

RHUMATISME GOUTTEUX.

Cette forme de l'irritation articulaire ne diffère
de la goutte proprement dite, que parce qu'au lieu
de siéger dans les doigts ou dans les orteils, elle
attaque les grandes articulations des membres.

Le rhumatisme goutteux débute parfois avec
une intensité alarmante; l'articulation s'enflamme,
rougit, se gonfle et devient très-douloureuse. La
moindre pression, le plus léger mouvement accroît la souffrance. Chez certains sujets, très-
impressionnables, la douleur arrive à un si haut
degré, que la crainte même d'un attouchement
leur arrache des cris. A ces symptômes se joi-
gnent la fièvre, un malaise général et la perte de
l'appétit.

Lorsque la maladie a été traitée convenablement

et que rien n'a entravé sa marche, une rémission arrive au bout de trente ou quarante heures. Le patient commence à espérer la fin de ses souffrances; mais hélas! ce soulagement n'est que momentané. Les mêmes phénomènes inflammatoires reparaissent après cinq à six heures de rémission, dans une autre articulation. Il peut se faire que l'irritation se promène ainsi d'une articulation à l'autre, et revienne à son point de départ, c'est-à-dire à la première articulation attaquée.

Enfin du trente-cinquième au quarantième jour l'irritation s'apaise, les douleurs cessent, les parties tuméfiées reviennent à leur état naturel, les mouvements du membre reprennent leur liberté; le malade peut se servir du membre rhumatisé sans souffrir. C'est ainsi que se terminent les premières atteintes du rhumatisme goutteux. Mais, de même que nous l'avons dit de la goutte, la guérison n'est point radicale; le rhumatisme reparaîtra, plus tard, à des époques plus ou moins rapprochées ou éloignées.

Lorsque l'irritation articulaire passe à l'état chronique, il faut la surveiller; car elle peut altérer les tissus, les cartilages et amener de graves désordres dans l'articulation. Il arrive assez souvent que le rhumatisme se déplace et se transporte sur les viscères; alors, on doit craindre une maladie d'autant plus redoutable que l'organe envahi remplit un rôle plus important. Dans un cas semblable la visite du médecin est de toute nécessité.

Causes de la goutte et du rhumatisme goutteux. — Parmi les causes nombreuses de ces deux affections, les plus fréquentes et les plus actives sont les excès dans le boire et le manger, les mets de haut goût, les aliments succulents et très-excitants. C'est pourquoi les riches oisifs qui se livrent journellement aux plaisirs de la table, sont atteints de la goutte, maladie presque inconnue aux paysans et artisans qui travaillent pour se nourrir eux et leur famille. Les constitutions pléthoriques sont particulièrement prédisposées à la goutte; les personnes qui mènent une vie sédentaire, et se livrent à la bonne chère, s'en garantissent difficilement.

Les excès vénériens qui surexcitent le système nerveux et affaiblissent le corps, par les pertes, sont aussi une cause prédisposante aux rhumatismes et à la goutte. Lorsque pour réparer ces pertes et reconforter l'organisation affaiblie, les individus font abus d'une alimentation tonique et succulente, ils se prédisposent aux irritations articulaires; ce qui a donné lieu à ce proverbe : « Les vieux pécheurs paient plus tard leurs excès.»

La cause la plus générale des rhumatismes simples et articulaires est, sans contredit, le froid humide alternant avec une température tiède. Le sommeil sur la terre humide; les vêtements mouillés et séchés sur le corps prédisposent infailliblement au rhumatisme. Il est rare que les personnes soumises fréquemment à ces causes, ne contractent point, dans la suite, des douleurs rhumatismales. C'est par cette raison que les militaires, les chasseurs, les voyageurs et tous les individus qui, par les exigences de leur profession, ont été souvent exposés aux variations de température, sont, en grand nombre, affectés de rhumatisme, vers l'âge de 35 à 45 ans; c'est une observation générale.

SECTION V

TRAITEMENT DU RHUMATISME GOUTTEUX OU ARTICULAIRE

Avant que l'anatomie pathologique eût fait connaître le siége des maladies, les désordres et les lésions qui en sont la suite, une grande confusion régnait dans le traitement des affections nerveuses, rhumatismales et goutteuses. Parmi les médecins, les uns ordonnaient les vomitifs, les autres les purgatifs; ceux-ci la saignée et les sangsues; ceux-là les narcotiques et les sudorifiques. Croirait-on qu'on a prescrit l'eau chaude à la dose de 30 et 40 verres par jour? Quelquefois, mais rarement, on obtenait un succès, dû très-probablement aux efforts de la nature, plus puissante que les drogues.

Aujourd'hui, le traitement de ces maladies, basé sur des connaissances anatomico-pathologiques, est toujours rationnel, s'il n'est pas toujours efficace. Pendant la période inflammatoire de la goutte et du rhumatisme articulaire, les saignées locales et même une saignée générale de 250 à 300 grammes sont nécessaires, lorsque la partie est très-enflammée et la douleur intense; une diète absolue le premier jour; des boissons délayantes; des fomentations, des cataplasmes émollients sur la région tuméfiée. On arrose le cataplasme avec du laudanum et l'on administre à l'intérieur quelques pilules d'opium, lorsque la douleur devient intolérable. Dans le cas où l'inflammation ne cède pas à ces moyens, il est nécessaire de recourir à une nouvelle application de sangsues. On favorisera l'écoulement du sang par des lotions d'eau tiède et en recouvrant les piqûres d'un cataplasme émollient.

Il peut arriver que l'inflammation abandonne l'articulation pour se porter sur un des viscères de la poitrine ou du ventre, tels que les poumons, le cœur, l'estomac, le foie, les reins ou la vessie; alors, on emploie les adoucissants à l'intérieur et les stimulants à l'extérieur, pour rappeler l'irritation à son siége primitif. Les frictions avec un liniment ammoniacal, avec l'huile de croton ou la pommade stibiée; les vésicatoires volants sont les révulsifs les plus généralement usités. On a beaucoup vanté, autrefois, les bons effets d'une eau composée, *nommée liqueur contre la goutte et le rhumatisme goutteux.* Cette eau est pour l'usage externe; en voici la composition :

Baume de la Mecque......................	6 gros.
Quinquina rouge concassé..................	1 once.
Safran....................................	4 gros.
Salsepareille..... ⎱ de chaque.............	1 once.
Feuilles de sauge. ⎰	
Esprit de vin.............................	1 litre 1/2.

Nota. C'est un ancien remède qui a été conservé parce qu'on en a reconnu les bons effets.

Faites dissoudre le baume dans un tiers de l'esprit de vin, et laissez infuser, pendant 24 heures, les autres substances dans les deux autres tiers de l'esprit ; passez les deux solutions à travers une étamine, mélangez-les, et les versez dans un vase de verre ou de faïence vernissée, contenant deux litres et demi d'eau de chaux que vous aurez préparée d'avance. Remuez, agitez en tous sens de manière à ne faire qu'un liquide homogène. Versez alors dans des bouteilles que vous boucherez hermétiquement.

La manière de se servir de cette eau est bien simple : on en verse quelques gouttes et mieux on en arrose un cataplasme de farine de lin bien chaud qu'on applique aussitôt sur la partie douloureuse. On renouvelle cette application trois fois dans la journée. — Pour favoriser l'action de ce cataplasme, le malade doit boire quelques verrées d'infusion de sureau rendue plus sudorifique par l'addition de deux à trois gouttes d'ammoniaque liquide par verre. Il est inutile de dire que cette boisson excitante ne doit être donnée que dans les cas où l'estomac n'est point malade, il faut la supprimer lorsque l'estomac ou les intestins sont le siége d'une irritation même légère.

Après que les accès de goutte et de rhumatisme articulaire se sont dissipés, c'est-à-dire pendant le laps de temps compris entre la fin de la dernière atteinte et le début d'une attaque nouvelle, les convalescents doivent tenir constamment la partie enveloppée dans une flanelle ou un tissu

de laine pour la soustraire aux alternatives de
froid et de chaud, ils éviteront scrupuleusement
les repas plantureux, les parties de plaisir, les
veilles, les fatigues et les excès en tous genres. Ils
ne s'exposeront jamais aux fraîcheurs du matin
et du soir, surtout au froid humide des nuits et
aux courants d'air. Ils adopteront un régime alimentaire duquel seront exclus les mets excitants
et de haut goût, ainsi que les boissons alcooliques. Enfin, ils mèneront une vie douce, réglée,
exempte d'émotions violentes et aussi calme que
possible. Mais, c'est une vie de privations, une
existence veuve de toute espèce de plaisir, s'écrie-
ront quelques lecteurs..... C'est vrai, je l'avoue,
c'est dur pour les personnes habituées aux jouissances et aux distractions de la société..... Mais, à
ce prix seul les goutteux et rhumatisants écarte-
ront d'eux les trop vives douleurs, ils rendront
les attaques ultérieures plus supportables et de
moins longue durée.

SECTION VI

RÉSUMÉ ET CONCLUSION DE CE CHAPITRE

Dans la question qui nous occupe, de même
que dans toutes les maladies dépendant du système nerveux, on a essayé et préconisé un nombre
très-considérable d'agents et de substances thérapeutiques pour guérir ou soulager, et, il faut le
dire, sans résultats bien satisfaisants. D'où l'on

peut conclure que plus les agents dirigés contre une maladie sont nombreux et complexes, plus cette maladie est difficile à combattre et moins il y a de chances de guérison. Au contraire, les maladies bien connues et déterminées se traiten et se guérissent par des moyens fort simples.

Existe-t-il des spécifiques vrais contre la goutte et le rhumatisme goutteux?

Malgré les pompeuses annonces insérées dans les journaux et dans les petites brochures qu'on sème à profusion, pour mieux récolter, nous répondrons, non!... il n'en existe point... La preuve n'est pas difficile à donner. Hier on préconisait le colchique; aujourd'hui c'est l'huile de marrons d'Inde; demain un autre spécifique remplacera ses deux devanciers.

Quant aux topiques ou applications externes, avouées par l'expérience, les plus usités sont : — la ventouse sèche et scarifiée; — les scarificateurs, l'un à lame de lancette, l'autre à pointes d'aiguilles; — les bains de vapeur généraux ou locaux; — les bains d'eaux thermales et minérales; — les bains et les douches électriques; — la *fameuse* brosse électrique?... — Les vésicatoires sous toutes formes; — les cautères; — les moxas; — l'acupuncture, etc., etc. Faut-il l'avouer encore, les effets produits par ces moyens sont tantôt satisfaisants, tantôt nuls et quelquefois ils aggravent le mal, lorsque leur application est inopportune. Donc, ici encore point de certitude.

D'après ce système, objectera-t-on; il ne faudrait rien faire et souffrir... Nous répondrons : En toutes choses les excès sont à craindre ; il faut faire, mais le moins possible, et surtout bien faire. Lecteurs, retenez bien ceci : Il faut fuir les guérisseurs et les marchands de spécifiques ; ne jamais se laisser prendre aux annonces et réclames des journaux, aussi stériles que pompeuses. Bien se garder d'ajouter foi aux miracles de la *Revalescière* (farine de haricots), de la *moutarde blanche* et autres panacées semblables. — Ce qu'il faut faire, c'est de choisir un médecin éclairé, prudent; se livrer à lui en toute confiance; suivre scrupuleusement ses prescriptions, et ne point perdre patience, si le traitement qu'il vous a ordonné n'est pas couronné d'un succès aussi prompt que vous le désirez ; car, la nature aidant, le bon médecin arrivera au but. — Ce conseil est sage ; puisse le lecteur en profiter !

CHAPITRE XVI

De la cinésithérapie.
Cinésiatrie ou art de guérir les maladies
par le mouvement.

Chez les anciens peuples et particulièrement chez les Egyptiens, chez les Grecs et les Romains, la *cinésiatrie* faisait partie de l'art de guérir. Plusieurs médecins et gymnastes de ces lointaines époques avaient calculé et classé tous les mouvements qu'on pouvait imprimer au corps, tant à l'extérieur qu'à l'intérieur. Ces mouvements étaient divisés en *actifs* — *passifs* — et *mixtes*; on les appliquait à tel muscle, tel nerf, tels vaisseaux, tel viscère, etc. ; selon leurs diverses combinaisons et leur durée, on obtenait, dans l'écocomie vivante, des modifications déterminées à l'avance.

Les guerres, les incendies des villes, et surtout le fanatisme du moyen âge qui faisait la guerre aux livres, détruisirent les ouvrages qui traitaient cette intéressante question. Des fragments épars dans quelques rares ouvrages, ont seulement pu parvenir jusqu'à nous. — Depuis un demi-siècle environ, des hommes distingués dans la science, ont essayé de reprendre les travaux des anciens et ont déjà obtenu de très-utiles résultats. Il serait à désirer que d'habiles praticiens s'occupassent sérieusement de cette branche, trop négligée, de l'art de guérir. Parmi les médecins qui ont écrit et expérimenté sur cette matière, on doit citer MM. Arbey, Bourdier, Bourdon, Lacroix, Desgrand, Dugat, Establier, Gerdy, Piorry, Georgi, Maissiat, Lepileur, Peroyet, Laurent, Négrier, Journez, Nélaton, Ausias-Turenne, Robin, de Molènes et le laborieux auteur de la *Cinésiologie* ou science des mouvements, M. Dailly, dont l'ouvrage, rempli de très curieuses recherches, est à consulter.

ECTION I

MALADIES TRAITÉES PAR LA MÉTHODE CINÉSIQUE.

Par méthode cinésique on entend le traitement externe des maladies, au moyen de divers mouvements coordonnés et appliqués aux différentes parties du corps, tels que frictions, massage, pétrissage, tractions, tensions, attitudes, percussions, etc., etc. Nous croyons, avec plusieurs éminents physiologistes et médecins, que la plupart des maladies chroniques et des affections nerveuses peu-

vent être efficacement combattues par la cinési-
thérapie; les faits que nous allons rapporter, en
sont la preuve convaincante.

§ 1.

Migraine.

MM. Ausias-Turenne et de Molènes, le premier
dans sa théorie de la migraine, le second dans sa
thèse inaugurale, 1853, ont préconisé le traitement
de la migraine, par divers mouvements, positions
et attitudes du corps; méthode suivie par les anciens.

M. de Molènes a trouvé la cause de la migraine
dans la compression de la cinquième paire de
nerfs due à l'engorgement sanguin de la base du
crâne; et quelquefois à la distension du système
veineux de cette région. Selon cet auteur, la migraine n'est point une maladie, mais bien un symptôme. Son traitement se divise en trois parties :

La prophylaxie ou moyen de la prévenir;

Le mode palliatif, c'est-à-dire propre à alléger
la douleur ;

Le mode curatif, ou la guérison; ce dernier se
compose d'une série de mouvements que nous ne
ferons qu'indiquer.

1º Une compression faite avec la main sur le
siége de la douleur.

2º Une pression du bout du doigt sur le tempe
douloureuse.

3º Une friction dirigée d'avant en arrière, en

suivant le trajet du *sinus longitudinal* et du *transverse* de la *dure-mère*, pendant environ une minute.

4° Une friction du bout des doigts sur la veine jugulaire.

5° Une torsion passive de la tête.

6° Une torsion passive du tronc, les genoux étant fixés, pour activer le cours du sang veineux dans les jugulaires.

7° Une flexion passive du tronc pour dériver le sang artériel vers les muscles dorsaux.

8° De légères percussions sur la tête avec la paume de la main.

9° Une vibration concentrique du crâne, exécutée par les deux mains de l'opérateur, posées, l'une sur le front, l'autre sur l'occiput.

10° Une rotation des pieds, etc...

L'étiologie de la migraine étant basée sur un fait aussi précis que celui indiqué par l'auteur, il en résulte, d'après lui, que cette affection qui résiste à toute espèce de traitement médicamenteux, cède aujourd'hui à quelques mouvements bien exécutés.

§ 2.

Rhumatisme. — Névralgies. — Névroses.

Le rhumatisme et les affections nerveuses en général surtout à l'état chronique, éprouvent, par la méthode cinésique des modifications et un changement si complet, que les douleurs, la gêne et les raideurs musculaires semblent s'être dissipées. Néanmoins, les mêmes pratiques ne réussissent pas également chez tous les individus ; ceux-ci éprouvent une amélioration marquée par la pression et le froissement ; ceux-là par la friction, le massage, les tractions ; chez d'autres c'est la percussion qui réussit. Le médecin et le malade ne doivent donc pas se décourager ; si telle ou telle pratique reste stérile, il est nécessaire de passer à d'autres pratiques jusqu'à ce qu'on ait trouvé la bonne, c'est-à-dire celle qui est couronnée de succès.

D'après M. Georgi les douleurs dans le genou et le pied ont été guéries par une compression des nerfs sciatiques. Les névralgies des extrémités inférieures ont cédé à des pressions exercées sur le plexus lombaire. — L'extension et la traction font cesser la crampe dans les muscles affectés, parce que l'innervation, un instant arrêté, a repris son cours. — Plusieurs névralgies ayant leur siége dans les muscles dorsaux, dans la peau et dans les tissus fibreux, se sont dissipées en totalité ou partiellement par des froissements de la peau. Enfin, M. Georgi assure avoir combattu les contractions spasmodiques et les névralgies du pharynx par des pressions exercées sur les parties supérieure et postérieure de cet organe.

La compression des carotides est recommandée dans les céphalalgies par beaucoup de médecins. Blaud, Parry, Lisson, Kélié et plusieurs autres l'ont employé avec succès contre les névralgies de a face, contre les migraines et les convulsions.

— Dechange atteint d'une fièvre maligne avec céphalalgie occipitale, a fait cesser instantanément la douleur en se comprimant la carotide gauche. — Son domestique également atteint de fièvre avec vomissement et délire fut presque aussitôt soulagé par la compression des carotides. Nous pourrions rapporter mille faits semblables si le défaut d'espace ne s'y opposait.

Le **lombago** ou rhumatisme lombaire si douloureux, si tenace et contre lequel viennent le plus souvent échouer tous les efforts de la médecine, le lombago résiste rarement aux manœuvres cinésiques. Les personnes atteintes de ce rhumatisme et qui ont eu la chance d'être traitées par les pressions, frictions, tractions, massage, et autres mouvements, s'accordent à proclamer les bienfaits de cette méthode. — J'ai vu un ancien militaire chez lequel un lombago chronique rendait presque impossible ses mouvements du torse et des jambes. Vingt jours d'un traitement cinésique lui ont permis d'exécuter ces mouvements avec facilité et sans douleur.

Mais, ainsi que nous l'avons fait observer plus haut, tous les rhumatisants et névralgiques ne sont point débarrassés par les mêmes manœuvres. La percussion soulâge les uns et ne fait rien aux autres. — La brosse, le gant de crins, aidés de la palette, en ont guéri plusieurs; tandis qu'il a fallu employer les douches, les bains de vapeur, le massage et la flagellation pour certains cas rebelles aux autres moyens.

Dans les douleurs articulaires, les frottements doux et réitérés avec un liquide onctueux ; les malaxations alternées avec des tractions légères obtiennent presque toujours d'heureux résultats. Les névroses viscérales et la goutte elle-même, prises à ses périodes d'invasion et de déclin, retirent de grands avantages, des mouvements passifs intelligemment exécutés.

Nous ferons observer ici, qu'il existe, dans les campagnes, certains individus ayant réputation de guérir les foulures, entorses, luxations, empâtement des articulations ; gêne, difficultés dans les mouvements, douleurs rhumatismales chroniques, raideurs musculaires, etc. Ces individus sont connus sous les noms de *guérisseurs*, *rajusteurs*, *rebouteurs*. C'est au moyen de divers attouchements, de frictions, de malaxations, de tractions et autres manœuvres qu'ils obtiennent des succès réels. Ne sont-ce pas là des pratiques cinésiques analogues à celles des anciens ?... Or, si ces individus, étrangers aux études médicales, réussissent, à plus forte raison réussiraient les médecins versés dans les connaissances anatomiques et physiologiques.

§ 3.

Tétanos.

Le professeur Cruveilhier raconte qu'il a sauvé un tétanique d'une mort imminente, après que tous les moyens les plus énergiques de la médecine eurent échoué. Voici sa narration :

« Je me plaçai devant le malade et l'engageai à respirer en mesure, en faisant des inspirations forcées aussi profondes que possible. Pour le diriger dans ce fatigant exercice, je me mis à battre, en face de lui, la mesure à deux temps. Pendant une heure que je restai, aucune crise de suffocation, de strangulation n'eut lieu. Je me fis remplacer par des aides qui se relevèrent successivement. — Au bout de quatre heures le malade tomba dans un profond sommeil. A son réveil on recommença le même moyen qui fut suivi du même repos. — Cet exercice ayant été suspendu, il survint quelques exacerbations qui se calmèrent bientôt. — Le malade a parfaitement guéri. »

§ 4.

Epistaxis ou hémorrhagie nasale.

Les hémorragies du nez cèdent facilement à l'élévation des bras au-dessus de la tête, en les tenant roides pendant quelques minutes. Comme auxiliaire de ce moyen, on pratique, avec deux doigts, à la partie supérieure de la racine du nez un mouvement de tremblement. Le corps doit être droit et la tête haute.

§ 5.

Cazs intestinaux. — Flatuosités. — Leur expulsion.

Les pressions sur le ventre sont indiquées par M. Piorry, pour expulser les gaz accumulés dans les intestins. Ces pressions doivent se pratiquer ainsi qu'il suit :

D'abord, friction énergique, de bas en haut, sur le côté droit du ventre ; puis, transversalement d'un hypochondre à l'autre, et ensuite, de haut en bas, sur le côté gauche, suivant la direction du gros intestin ; il en résulte des contractions dans les diverses parties de cet intestin qui favorisent l'expulsion des gaz. — Il est nécessaire que pendant la durée de l'opération, les parois abdominales soient dans un complet relâchement. Le décubitus sur le dos, les genoux étant un peu élevés, remplit cette indication.

Observation personnelle. — Les manœuvres que nous venons de rapporter, peuvent réussir et ont, sans doute, réussi sur un certain nombre de *flatulents*, mais, pas sur tous. Quant à nous qui sommes affligé d'une infirmité semblable, c'est vainement, il faut le dire, que nous les avons pratiquées. Voici les mouvements et attitudes qui nous ont été les plus favorables :

Le corps étant couché sur le côté gauche, les muscles droits et triangulaires étant contractés, on commence par exécuter avec le bassin, des mouvements circulaires ; on appuie fortement le poing sur l'épigastre en lui imprimant un *mouvement tremblé* pendant quelques minutes. De temps en temps on fait une pression sur la fosse iliaque droite ; puis, la pression doit remonter à l'ombilic, passer sur l'hypogastre et descendre sur la fosse iliaque gauche. Cette pression a pour résultat le refoulement des gaz accumulés dans le gros intestin, vers la portion nommée *rectum*. Arrivés là, une simple contraction des muscles adbominaux les expulse facilement.

Mais, cette expulsion des gaz n'a pas toujours lieu de suite, ainsi qu'on pourrait le croire, il faut que les mouvements du bassin, les pressions abdominales et l'agitation de la jambe droite soient longtemps continués ; c'est un travail assez fatigant qui, néanmoins, avec un peu de persévérance, finit par aboutir au résultat désiré. Ce qu'il y a de désolant dans cette infirmité, c'est qu'après avoir été soulagé par l'expulsion des gaz, le *flatulent* les sent se reformer de nouveau avec une désolante rapidité. C'est, hélas! toujours à recommencer... La grande, l'heureuse découverte à faire serait de trouver le moyen de s'opposer à la formation de ces gaz, dans le canal intestinal. Ce moyen, l'art n'a encore pu le découvrir

§ 6.

Constipation. — Diarrhée.

Ces deux affections, entièrement opposées, dépendent parfois de la même cause, chez deux individus de différents tempéraments; de même aussi elles peuvent être guéries par les mêmes moyens. Ainsi, les émollients et le régime, les lavements froids et les frictions sur l'abdomen, obtiennent souvent des résultats identiques; les observations, à cet égard, ne sont point rares.

Nous ne prétendons nullement inférer de là que, dans la pratique ordinaire, on doive appliquer à l'une le même traitement qu'à l'autre ; nous nous bornons à constater le fait. Passons à la méthode cinésique.

Prosper Alpin, grand naturaliste de Padoue, rapporta, d'un voyage qu'il fit en Egypte, une formule cinésique, héréditairement conservée par des empiriques, contre le flux diarrhéique et la constipation. Il fut témoin de l'efficacité des diverses manœuvres employées par ces médecins, et lui-même s'en servit, plus tard, avec succès. Ces manœuvres sont fort simples ; elles consistent, pour la diarrhée, en une friction circulaire sur les hypochondres, et en un mouvement vibratoire sur l'ombilic. — Pour la constipation, les frictions se pratiquent sur tout le bas-ventre et de cinq en cinq minutes, s'alternent avec la percussion au moyen de la palette. Le mouvement vibratoire sur l'ombilic doit se faire un peu plus vivement. Un bain d'eau tiède succédait ordinairement à ces manœuvres cinésiques.

S'il nous était permis de donner notre opinion sur cette question, nous dirions que la constipation accidentelle peut bien céder aux procédés cinésiques, mais, que, d'après notre expérience personnelle, la constipation opiniâtre, invincible chez les gastro-entéralgiques chroniques, n'est point combattue par ces procédés ; elle leur résiste de même qu'aux autres moyens thérapiques. Alors, l'injection intestinale devient nécessaire pour diviser les excréments, formés de petites boules dures comme pierre et réunies en grappe; c'est le seul moyen hygiénique connu, pour les détacher de l'intestin et les expulser. On doit, dans ce cas, éviter les purgatifs qui, après avoir agi et soulagé rendent, les jours suivants, la constipation beaucoup plus opiniâtre, et la défécation presque impossible.

Beaucoup de personnes affligées de cette incommodité, se servent d'une espèce de suppositoire, fait avec une tranche mince de lard frais, et le laissent à demeure dans le rectum. Ce moyen leur réussit et les dispense de l'injection intestinale. Une alimentation douce et relâchante, quelques bains tièdes de temps à autre, une conduite exempte d'émotions vives et de fatigues, complètent le seul traitement palliatif qu'on puisse opposer à cette incommodité.

On a beaucoup préconisé les lavements froids, pris le matin et le soir. Ce moyen a réussi chez quelques-uns et a été complétement stérile chez d'autres.

Les décoctions de casse, de tamarins, de pruneaux provoquent momentanément la liberté du ventre; mais après quelques jours d'usage, l'intestin s'y habitue et la constipation reparaît. Il n'y a donc que le régime dont nous venons de parler qui puisse triompher de cette triste incommodité.

SECTION I.

DES DIVERSES ATTITUDES ET POSITIONS DU CORPS COMME
MOYEN D'ENRAYER OU DE S'OPPOSER A CERTAINS PHÉNO-
MÈNES MORBIDES.

Certaines attitudes, certaines positions du corps
exercent une influence très-marquée sur les organes et leurs fonctions. La compression des nerfs
dans quelques attitudes et positions donne lieu à
des engourdissements, à des crampes, à des four-
millements, à la faiblesse et à la paralysie momentanée des parties qu'ils animent. M. Nélaton
établit qu'on peut modifier les mouvements du
cœur, par la seule position du corps; cela est
d'une exacte vérité, du moins pour nous, qui l'ex-
périmentons chaque jour.

Sujet à de violentes palpitations dont la rapidité arrive au point de nous faire perdre connaissance, nous sommes parvenus à les arrêter facilement et à régulariser les mouvements du cœur,
en nous couchant sur le côté gauche. La simpli-
cité du moyen, comparée au résultat obtenu, est
vraiment remarquable. Ce phénomène physiologique peut s'expliquer par la compression des filets nerveux du cœur; l'innervation étant retardée, les mouvements du cœur deviennent moins
rapides, s'apaisent peu à peu et les palpitations
cessent.

On cite plusieurs cas d'ophthalmie quittant un
œil pour passer à l'autre, rien que par le change-

ment d'attitude ; la métastase avait lieu à droite ou à gauche, selon le côté sur lequel dormait le malade.

Les douleurs sont fréquemment modifiées par les attitudes soit du corps soit des membres endoloris. C'est pourquoi les personnes qui souffrent cherchent instinctivement la position qui allége, ou fait taire la douleur. — Dans les atroces douleurs d'un lombago ou d'une sciatique, à l'état aigu, le patient arrive, parfois, à prendre une position où il trouve un peu de repos.

SECTION III

DE LA PALETTE CHEZ LES ANCIENS COMME MOYEN THÉRAPIQUE.

Nous terminerons nos considérations cinésithérapiques, par un aperçu historique de la palette, chez les anciens, comme moyen de guérison, dans un grand nombre de maladies et d'imperfections corporelles.

La palette était un instrument de percussion en forme de raquette, à long manche et faite d'un bois léger. Il y en avait de plusieurs formes, les unes plus larges, les autres plus étroites. Les riches possédaient des palettes en ivoire pour leur usage particulier; c'était généralement dans les étuves ou au sortir du bain qu'on s'en servait. Les manœuvres et applications de cet instrument étaient très-variées; elles formaient une espèce d'art qui avait ses règles et exigeait un apprentissage.

D'après les documents qui nous sont parvenus de ces époques lointaines, un grand nombre d'imperfections physiques, d'infirmités et de maladies trouvaient un remède dans les manœuvres de la palette. — Les femmes trop grasses ou trop maigres; les hommes offrant la même incommodité, allaient se faire *paleter* dans des établissements créés pour cet usage. — Les gros ventres, — les hanches rentrées, — les seins trop peu développés, les bras maigres, — les épaules décharnées, etc... — usaient de la palette avec un grand succès. — Les marchands d'esclaves envoyaient, dans ces établissements, les sujets dont le corps présentait quelques imperfections; on les soumettait pendant un temps plus ou moins long à l'action de la palette qui opérait des prodiges; ces esclaves en ressortaient, ayant acquis les formes et les agréments qui leur faisaient défaut, et les marchands les vendaient beaucoup plus chers.

On cite une courtisane romaine, femme d'esprit, mais tout à fait disgraciée au physique, qui obtint merveilles de la palette. Son médecin lui conseilla d'essayer de la palette, dont il pensait qu'elle retirerait quelques bons effets. — Elle se livra donc aux soins d'un homme habile dans l'art de la percussion. Trois mois s'étaient à peine écoulés qu'elle avait obtenu ce qu'elle désirait si ardemment. Elle sortit de ses mains complétement métamorphosée, et put étaler en public les grâces, les formes et les riches contours que lui avait refusés la nature.

On cite aussi de jeunes Romains, usés par les excès, des patriciennes blasées qui allaient demander à la palette leurs forces et leur santé perdues, et qui étaient assez heureux pour les obtenir. C'est ce que rapportent plusieurs écrits de ces temps, dont on ne saurait récuser l'authenticité.

§ 1.

Manière de se servir de la palette. — Les coups frappés avec cet instrument devront être gradués, c'est-à-dire ils seront faibles, légers, en commençant, puis augmenteront peu à peu de force, jusqu'au degré où la douleur se fera sentir. On ne dépassera point cette limite; on modèrera au contraire la force des coups, de façon à la faire redescendre au degré par lequel on a commencé. On répétera plusieurs fois ce *crescendo* et ce *diminuendo*, jusqu'à ce que la partie frappée soit chaude, rouge et légèrement tuméfiée. Alors, on cessera pour laisser la partie se reposer et l'on ne recommencera l'opération qu'après quelques heures, lorsque la tumescence se sera dissipée. — Tantôt les coups devront être cadencés, et tantôt irréguliers ; — selon la circonstance, ils seront rares, nombreux, rapides et continus, mais toujours frappés de manière à produire de douces commotions. On opère quelquefois avec le poing, la paume de la main ou le bout des doigts, mais la palette est préférable ; ses coups sont plus secs ; le mouvement qu'elle communique est plus considérable ; les oscillations qui en résultent s'étendent plus profondément et retentissent plus avant dans les viscères.

Quant aux effets physiologiques et thérapiques, la percussion agit à la manière des excitants, et provoque plus énergiquement que la plupart, l'afflux du sang et autres fluides, dans les tissus. — Les ébranlements imprimés peu à peu et non brusquement, dans les organes affaiblis, raniment l'action vitale, y ramènent les sécrétions et des changements salutaires. — Nul autre moyen ne remédie mieux à l'inertie des organes, et au défaut d'action des vaisseaux exhalants et absorbants. — Un peu de persévérance dans les manœuvres de la palette opère toujours un changement et une diversion salutaires.

SECTION IV

APERÇU DES MALADIES CONTRE LESQUELLES L'ACTION DE LA PALETTE ÉTAIT INDIQUÉE.

Celse nous apprend que les anciens battaient le ventre des obèses et des hydropiques.

Dans l'atrophie de certains organes et dans la maigreur partielle ou générale du corps, la palette était ordonnée.

Dans les abcès froids, les apostèmes indolents, les glandes indurées ou engorgées.

Dans les collections albumineuses au voisinage des articulations. — Dans les tumeurs enkystées, les lipômes et les loupes naissant sur les tendons.

Dans les névroses, en général, et dans celles des voies digestives en particulier.

Dans le traitement de la plupart des difformités physiques, la palette marchait de paire avec la gymnastique.

Dans toutes les maladies qui réclament une dérivation naturelle.

Enfin, dans le plus grand nombre des infirmités et des affections chroniques, soit comme agent direct, soit comme auxiliaire, on n'eut jamais qu'à se louer des services rendus par la palette.

i les faits, presque merveilleux, que les anciens attribuaient à la palette, sont vrais, les médecins, chirurgiens et gymnastes modernes ne sont point excusables de négliger un moyen si simple, dont ils pourraient retirer de si grands avantages.

CHAPITRE XVII

D'après les auteurs qui ont écrit sur cette matière, les névroses de l'intelligence sont au nombre de quatre : le *Cauchemar*, le *Somnambulisme*, le *Délire nerveux*, et la *folie* ou aliénation mentale. Cette dernière et grave affection prend différents noms, indiquant le genre de monomanie dont le sujet est atteint.

Les variétés de la monomanie sont fort nombreuses, nous ne citerons que les principales :

Erotomanie. — Folie amoureuse.

Démonomanie. — Crainte du diable.

Mélancolie. — Humeur noire.

Lycanthropie.—Folie qui fait croire qu'on est métamorphosé en loup ou en un autre animal.

Misanthropie. — Haine de ses semblables.

Panophobie. — Craintes ; frayeurs continuelles de toutes choses.

Monomanie suicide. — Envie, propension à se détruire.

Monomanie homicide. — Penchant irrésistible à tuer autrui.

Nous pourrions allonger cette liste d'un grand nombre de monomanies étranges et dangereuses, mais ces exemples suffiront. Néanmoins, nous engageons les lecteurs désireux de connaître les faiblesses et la fragilité de notre organisation cérébrale, à lire un ouvrage intitulé : *Traité des maladies morales qui ont affecté la nation française depuis plusieurs siècles*, par Leclerc.

Au nombre des étranges et curieuses maladies décrites dans ce livre, nous citerons :

Papilatrie. — Passion pour la cour de Rome.

Monachomanie. — Passion pour le monachisme; plusieurs auteurs l'ont dénommée : *petite vérole de l'esprit.*

Théologolusie. — Folie des théologiens.

Déïdémonie. — Manie des sortilèges.

Staunorosie. — Manie des croisades.

Cosmotélophobie. — Peur de la fin du monde.

Logomanie. — Folie des mots vides de sens.

Upérénorie. — Manie des grandeurs.

Doxomanie. — Ivresse de la gloire.

Erébophobie. — Terreur de l'enfer.

Demonophilie. — Passion du diable, — les sorciers.

Toutes ces manies constituent de graves désordres de l'intelligence, causés par l'ignorance, par une éducation superstitieuse, par les folles frayeurs de la damnation, par l'orgueil et le désir immodéré des grandeurs, etc., etc., etc. Ces manies, hélas! sont gé néralement incurables.

SECTION I

§ 1.

Cauchemar. — Somnambulisme.

Dans un ouvrage titré : Les *Mystères du Sommeil et du Magnétisme*, 5e édition, nous avons traité ces deux intéressantes questions, avec les développements et détails qu'elles exigent, avec toutes les circonstances et les incidents qui les accompagnent; ouvrage curieux auquel nous renvoyons le lecteur, nous bornant ici à quelques lignes sur ce sujet.

. Le **Cauchemar** est un rêve pénible d'une durée plus ou moins longue, pendant lequel on éprouve comme un poids sur la poitrine, une gêne de la respiration avec impossibilité de se mouvoir et de crier. Ce poids est le plus ordinairement un animal hideux, un monstre fantastique. Aussitôt que le dormeur peut faire un mouvement le rêve s'évanouit; il se réveille couvert de sueur, effrayé, palpitant et fatigué. — Tous les cauchemars ne se passent pas ainsi; il en est où les dormeurs se croient écrasés sous un rocher, — étranglés par des voleurs, — oursuivis par des animaux féroces, — étouffés par des gaz léthifères, etc., etc.

Les causes du cauchemar sont physiques ou morales. Les *premières* se rencontrent dans les maladies du cœur, des poumons, de l'estomac; dans une gêne respiratoire occasionnée par une position gênante, etc. Les *secondes* se trouvent dans les contes effrayants qu'on fait à l'enfance, les fausses digestions, les passions tristes, et surtout les terreurs religieuses.

Le traitement consiste à raisonner le sujet, à bannir ses craintes, à dissiper ses terreurs; on lui recommandera la promenade, les distractions agréables, la sobriété dans le boire et le manger, la suppression ou la diminution considérable du repas du soir.

Le **Somnambulisme** est un état nerveux singulier, pendant lequel le sujet se meut, agit avec une dextérité merveilleuse; se livre à des travaux intellectuels ou manuels avec une facilité, une précision vraiment extraordinaire. On cite des choses presque incroyables exécutées par quelques somnambules célèbres. Lisez dans les *Mystères du sommeil*, une série de narrations sur ce sujet, aussi fidèles qu'authentiques.

Les principales causes du somnambulisme sont les travaux d'esprit et les veilles prolongés, un cerveau irritable, une imagination ardente; l'abus des aliments succulents et des boissons alcooliques. La passion amoureuse, les frayeurs, et surtout, chez les jeunes gens, la continence forcée.

Le somnambulisme n'est point une affection grave; il suffit de surveiller les sujets en cet état

pour prévenir les accidents qui pourraient leur
arriver. On les fera coucher dans une chambre
spacieuse et bien aérée, sur un lit résistant, la
tête élevée et les pieds chauds ; leur régime alimentaire sera rafraîchissant, peu abondant ; ils
devront se contenter d'un fruit ou de quelques
cuillerées de confitures pour le repas du soir. —
On a conseillé les aspersions d'eau froide, la fus-
tigation, les bruits violents des tambours, de la
trompette ; les cris aigus, etc., pour prévenir
l'accès en provoquant le réveil du somnambule.

§ 2.

Délire nerveux.

Cette affection, assez rare, consiste dans un
tremblement musculaire sans inflammation du
cerveau. Elle se manifeste à la suite des excès de
boissons alcooliques, des vives frayeurs, et plus
fréquemment, après les graves blessures qui ont
nécessité une opération chirurgicale.

Le délire nerveux, s'il ne survient aucune complication, se dissipe facilement en quelques jours;
l'opium serait son antidote.

§ 3.

Folie. — Aliénation mentale

La folie est une des plus graves atteintes que le
cerveau puisse subir ; le trouble des hautes fonc-

tions de cet organe est le plus grand malheur de l'existence ; la mort serait préférable.

On a divisé la folie en plusieurs genres, dont les principaux sont : la *manie*, la *démence* et *l'idiotisme*.

Manie, quand il y a délire général, irascibilité, fureur. — **Monomanie,** lorsque l'aliénation n'est point générale, c'est-à-dire quand l'individu conserve sa raison à l'égard de tous les objets, excepté d'un ou de quelques-uns. Ce genre four nit le plus grand nombre de fous. La plupart des idées fixes qui s'incrustent profondément dans le cerveau, ne tardent point à produire des mono-maniaques.

La **démence** est caractérisée par l'irrégularité, la lenteur des opérations de l'entendement et des actes de la volonté.

L'idiotisme se reconnaît au cercle très-rétréci des idées, à la nullité de caractère, à une stupidité plus ou moins prononcée.

Les causes de la folie sont fort nombreuses. En première ligne s'offrent l'hérédité, l'esprit faible, l'éducation superstitieuse, les terreurs religieuses et le célibat. Viennent ensuite les passions violentes, le jeu, l'amour, l'ambition, la vanité, la colère, etc. ; l'excès des jouissances sensuelles, la lecture des mauvais romans, les congestions cérébrales, les bouleversements politiques, les revers subits de fortune, l'amour-propre humilié, l'ambition déçue, l'amour contrarié, les chagrins domestiques, le fanatisme, etc., etc., etc.

L'invasion de la folie tantôt est subite et tantôt
lente. Son début s'annonce généralement par des
impressions mal perçues et mal senties ; ces impressions sont tantôt vives et désagréables, tantôt
confuses et laissant après elles de l'irritation ou de
la tristesse. — Les désordres de l'intelligence sont
très-variés ; ils offrent l'alliance de la raison et du
délire ; l'individu raisonne parfaitement sur tel
point et divague complétement sur tel autre. Dans
certains cas on observe une impulsion fatale à
commettre des actes de violence, et ces actes
tiennent souvent de la fureur. Chez la plupart
des aliénés, une indifférence absolue pour leurs
parents et leurs amis a remplacé les sentiments
d'affection. Presque tous ont la conviction profonde que leurs penchants et leurs actes sont mo-
tivés ; ainsi, la joie, la tristesse, les désirs vénériens, la ruse et la méchanceté, l'emportement et
la colère, l'orgueil et la vanité, le penchant au
meurtre, au suicide ont, dans leur esprit, leurs motifs d'être. Les actions les plus extravagantes sont
pour eux fort raisonnables ; ils n'ont point la
conscience de leur déplorable état.

La physionomie des maniaques exprime énergiquement l'idée fixe, la passion qui les domine ;
dans leurs accès de folie, la face s'anime, les yeux
étincellent, les artères temporales et carotides battent avec force et fréquence ; la bouche est sèche,
la tête brûlante. Dans ces instants d'exaltation, de
fureur, s'ils sont libres, ils courent, gesticulent,
crient, brisent tout ce qu'ils rencontrent, et si,

par hasard un couteau, une arme est sous leur
main, ils en frappent ceux qui se trouvent sur leur
passage. Heureusement que tous les fous n'appartiennent point à cette dangereuse catégorie.

§ 4.

Le **Traitement** de la folie appartient à la haute
médecine ; cette partie de l'art de guérir est
même devenue une spécialité. Plusieurs médecins célèbres ont consacré et consacrent tous les
jours leur vie et leurs lumières à chercher, à découvrir les moyens de guérir cette terrible maladie. Si leur tâche est pénible, difficile, souvent
décourageante, ils sont quelquefois récompensés
de leurs peines en rendant à leur famille et à la
société, des malades dont la guérison était ines-
pérée. Honneur et bénédictions à ces médecins
philanthropes, car ils ont bien mérité de l'humanité !

Les désordres intellectuels affectent mille formes, mille nuances qui peuvent se multiplier à
l'infini. Nous rapporterons ici quelques observations fort curieuses, tirées de différents ouvrages
sur l'aliénation mentale.

§ 5.

Terreurs religieuses.

Après avoir entendu un sermon sur la damnation, une mère de famille, chaste épouse, sans

remords comme sans crime, se crut damnée. Les raisonnements, les prières, les larmes de ses enfants et de son mari ne pouvant rien sur elle, on la conduisit à Charenton : *je suis damnée ! je suis damnée !* étaient les seuls mots qu'elle prononçait.

Un jour elle put se procurer une lame de couteau ; quand on l'eut couchée dans sa loge, elle fit des efforts inouïs pour se débarrasser de la camisole de force, et y étant parvenue, elle enfonça la lame dans le sommet de sa tête, fit une entaille ; puis tirant la peau, avec ses deux mains, elle la déchira jusqu'à la nuque. Le chirurgien de garde fut appelé, il pansa cette large plaie et fit placer la folle dans un dortoir, en chargeant une femme de service de veiller constamment sur elle. Malgré la surveillance active de la garde, la folle ayant trouvé une boucle de ceinture l'ouvrit et, avec l'ardillon, se perça les os du crâne ; une hémorrhagie s'ensuivit et la mort mit fin aux terreurs de cette malheureuse.

§ 6.

Démonomanie chez l'homme.

Les terreurs religieuses font plus de victimes qu'on ne le pense généralement ; il serait à désirer que la chaire donnât une autre direction à son éloquence.

Un noble Espagnol, nerveux et mélancolique, à la sortie d'un sermon qui l'avait vivement impressionné, se crut damné ; il criait sans cesse que

Dieu ne lui pardonnerait jamais ses péchés, et finit par tomber malade. Il se confia à des commères qui lui faisaient croire qu'il était victime des prestiges et des enchantements des suppôts de l'Enfer. Ses parents, alarmés de son état, appelèrent plusieurs médecins qui, après s'être longuement consultés, ordonnèrent des purgatifs mélanogogues, des vésicatoires et des bains froids; ils prescrivirent ensuite des potions ayant la propriété de réfréner l'humeur atrabilaire, de combattre la tristesse et les sombres terreurs causées par la démonomanie. La musique, les jeux, les promenades, les conversations agréables furent ordonnés sans le moindre succès.

L'un des médecins consultants eut recours à un stratagème qui réussit complétement : il fit pratiquer une ouverture dans le plafond de la chambre du malade. Au milieu de la nuit, le démonomaniaque fut réveillé par une musique lointaine; soudain la pièce fut éclairée par une brillante lumière, le plafond s'ouvrit; un ange aux ailes d'azur, tenant une branche d'olivier à la main, apparut aux yeux éblouis du malade, et prononça ces mots de paix : « Le Dieu des miséricordes, touché de votre repentir, vous pardonne. Prosternez-vous et rentrez dans la vie pour le glorifier. »

Les lumières s'éteignirent, l'ange disparut, laissant sur ses traces un délicieux parfum.

Tout palpitant de joie et les yeux rayonnant de bonheur, le noble castillan appela ses parents et amis pour leur raconter ce qu'il venait de voir et d'entendre; ceux-ci le félicitèrent, se réjouirent avec lui, et se prosternèrent pour remercier l'Éternel de ses bienfaits.

De ce moment, le malade fut complétement guéri; il se rendit à l'église pour remercier le Dieu miséricordieux, et fit de riches présents à ses ministres.

§ 7

Démonomanie chez la femme.

Plus nerveuse que l'homme, plus dépendante de son imagination et plus accessible aux superstitions religieuses, la femme offre plus souvent des exemples de démonophobie. C'est ordinairement vers l'âge critique, chez les vieilles filles, que se développe cette triste maladie. On pourrait dire qu'elles y sont façonnées d'avance, par l'éducation vicieuse du bas âge, la faiblesse d'esprit, l'ignorance des choses physiques, la crédulité et l'amour du merveilleux.

Parmi les observations, publiées par le savant Esquirol sur la démonomanie, nous choisirons la suivante :

Une pauvre fille de la campagne, nommée Jeanne, l'esprit imbu de contes de sorciers et de diables, s'aperçut, au moment de se marier, que son prétendu la trompait; elle rompit avec lui et se maria avec un autre garçon. Le délaissé furieux donna Jeanne à tous les diables!

Alarmée, terrifiée de cette imprécation, Jeanne

fit des prières, des neuvaines, alla en pèlerinage
porta des reliques sur son sein, jeta du sel dans
le feu et autres pratiques superstitieuses : tout
cela vainement..... elle avait le diable au corps ;
elle le sentait dans son ventre, ramper, comme un
serpent et ses morsures lui arrachaient des cris.

Amenée à l'hospice ses terreurs ne firent qu'augmenter : elle brûlait ; son haleine sentait le soufre ; elle ne voulait ni boire, ni manger prétendant
que le diable la nourrissait, lui gonflait l'estomac.
Lorsqu'on la questionnait, elle répondait triste-
ment qu'elle était la proie des démons qui l'obsé-
daient sans cesse. Elle se donnait de grands coups
dans la poitrine, disant qu'elle était insensible ;
on pouvait la pincer jusqu'au sang, la piquer avec
des épingles sans qu'elle accusât la moindre dou
leur.

Les secours de la médecine et de la religion
restèrent stériles et la malheureuse s'éteignit
dans le marasme, quatre mois après son entrée à
l'hospice.

§ 8.

Autre exemple de Démonomanie.

Le fameux réformateur Luther, la tête farcie de
disputes théologiques, avait très-souvent des ab-
sences. Ce fut, sans doute, dans un moment de
trouble intellectuel, pendant un accès de démonomanie, qu'il vit Satan et s'entretint avec lui. Ce
qui suit est fort drôle :

« Le diable sait poser ses arguments d'une manière pressante. Sa voix est grave et forte. Il dispute avec beaucoup de vivacité; en un moment la question est posée et résolue. Si les sacramentaires n'entendent pas les Écritures, c'est qu'il n'ont point disputé avec le diable, qui seul est capable de faire de bonnes objections. Nous ne pouvons jamais être que des théologiens spéculatifs, si nous n'avons point le diable pendu au col. Pour moi, je connais le diable aussi bien qu'on puisse le connaître *intus et in cute,* car j'ai mangé avec lui plus d'un boisseau de sel; il se promène dans ma chambre, se pend à mon col; couche avec moi très-souvent, et *propius* que Catherine. »

Il est évident que le fougueux théologien ou se moquait des sacramentaires, ou n'était point dans son bon sens, lorsqu'il écrivit cette tirade.

§ 9.

Manie.

Un maniaque croyait être mort; il priait ses parents et amis dé le faire ensevelir parce que son corps commençait à se putréfier. C'était la troisième fois, en une année, que cette manie le travaillait. On l'ensevelit et on fit semblant de le porter en terre. Des hommes apostés, par les parents, hors de la ville, dirent à haute voix en voyant passer le cortége :

« Dieu soit loué ! il est enfin mort ce méchant « homme, ce fripon, ce coquin, ce scélérat ! »

Le maniaque, entendant ces injures, se mit en grande colère et répondit :

« Canailles ! si j'étais vivant, je vous châtierais à coup de canne, pour vous apprendre à mieux parler ; malheureusement je suis mort, et les morts ne peuvent se venger. »

Les hommes répliquèrent qu'ils ne le craignaient point, et le défièrent en l'insultant de nouveau.

Le maniaque alors se leva furieux, se débarrassa de son suaire et courut pour frapper ces hommes ; mais, ceux-ci le reçurent à coups de poings et lui en firent une si ample distribution, qu'ils finirent par déloger de sa tête la folle idée qui le tourmentait.

Le malade rentra chez lui, contus, mais guéri et satisfit la faim qui le pressait, n'ayant rien pris de trois jours.

§ 10.

Hypochondrie.

Un hypochondriaque riche et replet, s'imagina être très-malade et résolut de ne plus sortir de son appartement. Il dormait, mangeait et buvait très-bien, mais il souffrait horriblement par tout le corps ; il doit mourir d'une affreuse mort ; il est couvert d'ulcères et de gangrène..... qu'on ne le tourmente pas... on a bien pitié d'un criminel...

Pour se guérir il a fait tout ce qu'il est possible de faire : il a consulté les plus célèbres somnambules, il s'est coiffé d'un bonnet ciré; il a pris un bain égyptien et s'est mis sur l'estomac un emplâtre égyptien; tout cela inutilement. — Plus tard, il a essayé du racahout, de la révaléscière, de la moutarde blanche, sans plus de succès. Cette dernière qui guérit tout le monde lui a été nuisible. — En dernier lieu et comme suprême ressource, il a avalé des préparations de fer, d'acier, d'or!... les bézoars d'Orient, le cachundé de Chine; le talépakamala des sauvages d'Amérique n'ont pas produit plus d'effet; il est toujours très-malade. La *brosse électrique*, — le *réveilleur de la vie* même sont restés stériles!... C'est à n'y point croire, et c'est cependant l'exacte vérité.

La conversation de cet hypochondriaque roule toujours sur le même sujet; sa maladie. Si par hasard on parvient à le distraire, il oublie pour un instant ses atroces souffrances. Son médecin étant un matin venu le visiter, il se plaignit longuement de ne pouvoir étendre sa jambe droite, et pour montrer la difficulté qu'il éprouvait il la soulevait avec de nombreux efforts.

— Que voudriez-vous donc faire de mieux lui demanda le médecin?

— Parbleu! répondit-il, faire cela; et en même temps il leva très-haut, prestement et facilement sa jambe.

Le médecin ne put s'empêcher de rire, et la maniaque s'étant aperçu aussitôt de son inadvertance, se mit à rire de bon cœur. Cette petite aventure l'amusa et fit trêve à ses plaintes.

Un autre jour, il se plaignait à son médecin présent, de n'avoir plus d'appétit (il mangeait comme quatre), et de tomber dans le marasme.

Son excessif embonpoint et son énorme ventre contrastaient si fort avec cette nouvelle maladie qu'il prétendait avoir, que le médecin ne put s'empêcher de rire aux éclats. — Vexé de ce rire inconvenant le malade en demanda l'explication, et lorsque son médecin lui eut répondu :

— Avant de vous plaindre, regardez donc votre ventre...

— C'est vrai, dit piteusement le maniaque, je l'avais oublié.

Alors, soit persuasion, soit imitation il se mit à rire à l'unisson de son médecin.

SECTION II

VARIÉTÉS DE LA MANIE.

En compulsant les ouvrages qui traitent de la folie, on trouve les cas les plus étranges, les plus gais comme aussi les plus tristes.

— Ce fou rit toujours ; — cet autre pleure et gémit sans cesse.

— Ceux-ci nous paraissent bons, bienveillants, tranquilles.

— Ceux-là sont sournois, méchants, vindicatifs, furieux.

— Pour quelques-uns de bavards, il en est beau

coup de taciturnes. Les nuances sont à l'infini.

J'ai vu un aliéné qui affectait un mutisme imperturbable; par gestes il se disait sourd et muet. On lui faisait immédiatement recouvrer l'ouïe en lui adressant ces mots : François, voulez-vous sortir ? De suite il se retournait et faisait des gestes affirmatifs. Mais, si on lui disait : — François, vous avez été méchant, allons, vite à la douche ! — Aussitôt il s'écriait en fuyant : non ! non ! j'aime mieux mourir.

Un fou croyait avoir des jambes de verre et n'osait marcher, dans la crainte de les briser.

Son voisin se croyait de beurre, et fuyait le soleil, le feu, craignant de fondre.

Il y a des individus qui, ayant perdu leur personnalité se croient Dieu, Moïse, Jésus, César, Napoléon. On voit aussi des sujets, privés de leur individualité, qui pensent être ours, tigre, chat, chien, loup, etc., et qui s'efforcent d'imiter le cri de ces bêtes pour mieux démontrer leur métamorphose..

Un maniaque ayant eu la fièvre, gardait obstinément le lit après sa guérison. Comme on lui demandait pourquoi? il répondit qu'il était double, c'est-à-dire formé de deux individus dont l'un était au lit et l'autre se promenait dans la chambre.

Bartholin cite un fou qui n'osait plus sortir parce que son nez était devenu si long, qu'il craignait que les passants ne marchassent dessus.

Une aliénée de la Salpétrière n'osait plus uriner craignant occasionner un déluge...

Une vieille femme du même hospice, sujette à des borborygmes prétendait que c'était un concile d'évêques qui faisait ce bruit dans son ventre.

Nous n'en finirions pas si nous voulions rapporter toutes les singularités qu'offrent les fous ; nous bornons ici nos citations

SECTION III

RÉFLEXIONS SUR LA CONDUITE A TENIR ENVERS LES ALIÉNÉS.

Avec les aliénés soyez bon, mais sévère ; n'essayez point les consolations, elles sont inutiles ; les raisonnements ne produisent aucun effet.

— Ne soyez jamais triste avec les mélancoliques, vous redoubleriez leur tristesse ; n'affichez point la gaîté, parce qu'ils en seraient blessés. — Évitez de les contrarier, surtout quand ils sont dans leurs mauvais moments ; car les contrariétés les irritent, les exaspèrent et, de l'irritation à la fureur il n'y a qu'un pas.

La plupart des aliénés sont accessibles à la crainte ; montrez-leur beaucoup de sang-froid ; une volonté ferme, inébranlable dans l'exécution des ordres que vous leur donnez. Hormis quelques exceptions de fous furieux, on brise leur opiniâtreté et l'on obtient d'eux ce qu'on désire, en plaçant sous leurs yeux les choses qu'ils redoutent. — La crainte de la douche et du bain froid, les rendent généralement dociles aux prescriptions du médecin.

Attaquez toujours franchement et résolument les questions que vous leur posez, usez de modération selon les circonstances, et ne montrez jamais de faiblesse.

Les aliénés discernent parfaitement le caractère des personnes qui les soignent : ils se rient de celles qui ne leur inspirent aucune crainte, et souvent les maltraitent; tandis qu'ils se soumettent à celles dont le caractère énergique et la volonté ferme les ont impressionnés. D'où il faut conclure qu'on obtient plus d'eux par une juste sévérité, que par une faible condescendance.

CHAPITRE XVIII

Douleurs morales.

<hr>

Parallèle entre la douleur physique et la douleur morale.

La douleur morale peut se définir : une sensation pénible, sans lésion matérielle de tissus ou d'organes de notre économie.

Le siége de la douleur morale est au cerveau; — ses causes sont les déceptions, les revers; — les pertes soudaines, irréparables ; — et toutes les circonstances malheureuses inhérentes à la vie sociale.

Entre la douleur physique et la douleur morale, la différence est frappante : — la première est toujours le résultat d'une lésion matérielle quelconque; la cause enlevée ou détruite, la douleur cesse et ne se reproduit plus. Ainsi, l'épine enfoncée dans les chairs et qui fait vivement souffrir étant extraite, la douleur disparaît avec la cause qui la produit.

Les causes de la douleur morale n'étant point matérielles, sont beaucoup plus difficiles à extirper; c'est pourquoi elles ont une durée illimitée, quelquefois celle de la vie. Le temps qui dévore tout finit souvent par l'user; néanmoins, après de longues années, lorsqu'une circonstance analogue à celle qui engendra cette douleur, vient frapper les sens ou se retracer à l'esprit, la douleur qui n'était qu'assoupie, se réveille, et fournit ainsi la preuve qu'elle n'avait pas été entièrement détruite.

La douleur physique se manifeste par des cris entrecoupés, par de bruyantes expirations, par des gémissements et des mouvements convulsifs plus ou moins accentués. — La douleur morale reste muette, sans convulsion musculaire, sans crispation des traits ; la bouche demeure immobile, les commissures tirées en bas; le regard terne, l'œil abattu, une profonde tristesse est empreinte sur la physionomie; parfois, une larme qu'elle n'a pu retenir; un soupir qu'elle n'a pu étouffer...

La douleur morale qui s'est enracinée, altère infailliblement la constitution de l'affligé; à la pâleur, à l'abattement succède le dépérissement du corps; bientôt, les maladies organiques se développent et correspondent aux facultés morales atteintes : tantôt c'est au cerveau, tantôt c'est au cœur ou à l'estomac que la douleur promène ses ravages. Parmi les signes physiques offerts par la douleur morale, enracinée, on remarque le front plissé, les yeux abattus et cernés d'un cercle olivâtre, les lèvres blafardes, la pâleur du visage, la mollesse des mouvements ; des faiblesses, des évanouissements à la moindre émotion ; la prostration des forces ; enfin l'affaissement des facultés physiques et morales ; c'est comme une décomposition lente de l'être entier.

La douleur physique réveille instantanément l'instinct de conservation ; c'est un avertissement donné par la nature, soit pour amoindrir le mal, soit pour repousser l'agent nuisible. Ainsi, l'on cherche à atténuer la douleur en comprimant la région affectée. Après un coup, une chute, on frictionne instinctivement la partie contusionnée ; la friction ayant pour résultat de s'opposer à la stase du sang au milieu des tissus. Dans les blessures profondes, l'art sait diminuer les douleurs par des pansements méthodiques. Enfin, dans la douleur physique, le mal est le plus souvent extérieur ; dans la douleur morale il agit toujours intérieurement ; la tête et le cœur en sont le siége ; voilà pourquoi la première est démonstrative, tandis que la seconde reste silencieuse.

Il est, néanmoins, des circonstances dans la vie où les causes de la douleur morale agissent tout à coup et violemment ; alors la sensation qu'elles produisent est aussi violente que la cause ; dans ce cas, la douleur morale emprunte à la douleur physique son énergique manifestation. C'est ce que nous verrons plus bas.

Chez la femme, on rencontre plus de patience, plus de résignation dans la douleur morale; elle montre aussi plus de tenacité dans ses afflictions. Tout entière aux tristes souvenirs qui l'oppressent, elle attend, avec une admirable résignation, l'heure suprême où elle doit aller rejoindre l'objet de son affection, de ses regrets.

D'une nature plus délicate que celle de l'homme, la femme est aussi plus sensible, plus aimante; c'est pourquoi ses passions affectives retentissent plus fortement dans ses organes et y laissent des empreintes plus profondes.

SECTION I

DEGRÉS QUE PARCOURT LA DOULEUR MORALE.

De même que le plaisir, la douleur a ses divers degrés, dont les principaux sont : l'inquiétude; — les soucis; — les chagrins; l'affliction; — la désolation; — la tristesse; — l'abattement et l'affaissement.

L'inquiétude est un agacement moral causé par l'instabilité du présent, l'incertitude et la crainte de l'avenir; c'est une nuance d'irritation nerveuse qui opprime momentanément les facultés intellectuelles.

Les Soucis sont une préoccupation continuelle des affaires présentes peu favorables, et la crainte des éventualités fâcheuses. On est soucieux, par exemple, des résultats d'une spéculation hasardée, d'une combinaison qui doit élever votre position sociale et qui peut ne pas arriver à bonne fin.

Les **chagrins** naissent des pertes, des revers de fortune, des désillusions, des espérances déçues. Les nouvelles fâcheuses, l'amour-propre blessé, les trahisons, les parjures, etc., etc., affectent douloureusement le moral et développent des chagrins plus ou moins vifs. — Les chagrins revêtent mille nuances depuis la plus légère jusqu'à la plus sombre. — Les chagrins aigrissent le caractère, et rendent l'individu très-sensible aux choses ou aux circonstances qui, dans l'état naturel, ne l'eussent que faiblement affecté. — Les chagrins creusent des rides au front et des sillons au cœur. — La voix de la raison nous crie, bien haut, de chasser ces dangereux ennemis de la santé.

L'**affliction** est un chagrin très-vif, causé par la perte irrémédiable d'une personne aimée, adorée, vénérée ; elle s'accompagne le plus souvent de soupirs et de larmes. Cette affection est plus restreinte que le chagrin, puisqu'elle ne se rapporte qu'à un petit nombre de personnes et de choses. On cherche communément à dissiper son chagrin par des distractions ; tandis qu'on ne fait aucun effort pour combattre son affliction.

La **désolation**. — C'est le plus haut degré de l'affliction. — L'âme est violemment émue par une perte récente, irréparable ; son agitation extrême se manifeste par des sanglots, des cris entrecoupés de soupirs et d'abondantes larmes.

Pendant la première période des cuisants regrets qu'ils éprouvent, les désolés fuient toute société, recherchent la solitude pour se livrer tout entiers à leur douleur. Ainsi s'offrent les individus qui, du faîte de la richesse et des honneurs, sont tombés dans l'infortune. On a vu des amants venir pleurer, chaque jour, sur la tombe de l'objet adoré, et y laisser leur vie.

La Tristesse. — Dans son acception générale la tristesse reconnaît pour cause tous les maux, toutes les douleurs du corps et de l'esprit. Cette affection enchaîne nos facultés et les tient dans une situation négative, d'où résulte leur défaut d'action, et par suite le découragement.

Toutes les maladies, celles des voies digestives et urinaires, en particulier, sont accompagnées d'une tristesse insurmontable. Les causes de la tristesse étant fort nombreuses, nous ne citerons que les principales : Le tempérament nerveux, irritable, difficile, qui marche à la mélancolie ; — la perte des personnes et des choses qui nous sont chères; — les revers de fortune; — les spéculations malheureuses ; — les projets avortés; — les espérances déçues; — les regrets et les remords; — — la crainte; — la honte; — l'amour-propre blessé; — l'humiliation ; — les disgrâces, etc., etc., traînent à leur suite une tristesse plus ou moins accablante.

L'imagination a une grande part dans cette affection; elle agit, parfois, aussi vivement que la réalité. Souvent l'incertitude sur la durée de nos peines nous cause une morne tristesse ; mais elle disparaît aussitôt que nous entrevoyons le terme de ces peines.

Toutes les maladies, en général, surtout les névroses de l'estomac, les gastralgies, sont accompagnées d'une tristesse qui subsiste jusqu'à leur guérison.

Les effets d'une tristesse continue se traduisent, après un temps plus ou moins long, par des altérations organiques très-graves. Ce genre de tristesse est la plus dangereuse ; car elle trouble les facultés intellectuelles et porte le désordre dans les fonctions circulatoires et digestives. Les meilleurs moyens d'arrêter les progrès morbides de la tristesse sont les voyages, les distractions, le travail manuel, et surtout l'espérance de voir bientôt cesser les maux qui nous affligent.

L'abattement est toujours causé par une grande douleur, survenue à la suite d'accidents, de malheurs qui se succèdent sans qu'on puisse les conjurer. L'âme, affaissée sous le poids de cette douleur, a perdu son énergie, et ne peut réagir efficacement contre elle. L'abatement prolongé agit doublement sur l'âme et sur le corps ; il mine lentement la constitution, opprime les forces vitales, use les ressorts de la machine humaine et hâte l'heure de sa destruction.

L'individu qui n'a point assez d'énergie pour sortir de cet état de prostration, mène une vie malheureuse, une vie aussi triste pour lui que pour ses semblables; car, il évite le monde, recherche la solitude et se complaît dans sa douleur.

Tels sont les divers degrés que peut parcourir la douleur. Selon les causes qui l'ont produite et le tempérament du sujet, elle atteint tel ou tel degré de l'échelle et s'y arrête, pendant un temps indéterminé; puis, elle monte, ou descend, lorsque la cause augmente ou diminue d'action. La violence et l'étendue de la douleur ne se mesurent pas toujours sur son intensité réelle; son vrai thermomètre existe dans la sensibilité du sujet, dans sa force ou sa faiblesse, dans son courage ou son inertie.

SECTION II

DOULEURS PROFONDES, INCURABLES, MORTELLES.

Dans le cours de la vie de certaines personnes qu'on pourrait croire prédestinées, on remarque des circonstances accablantes, affreuses; des accidents, des infortunes, des coups terribles qui détruisent à jamais le peu de bonheur dont ils jouissaient, et qui deviennent la source d'une intarrissable douleur; qui brisent la vie, ou pis encore, qui lèsent le cerveau et frappent d'aliénation mentale.

Le fait suivant, arrivé de nos jours, a été rapporté par plusieurs journaux de la Capitale.

Une jeune dame avait été trois fois mère; mais, elle ne devait point connaître le bonheur d'élever ses enfants. La mer engloutit l'un, l'incendie dévora l'autre.... Il lui restait encore une petite fille de huit ans sur laquelle toutes ses affections furent concentrées; elle ne vivait que pour cette enfant, sa seule joie, son unique consolation.

Un jour, c'était la fête de la grand'mère; dès le matin on fit la toilette de la petite fille, on la vêtit de ses plus belles robes et sur sa tête, on plaça une fraîche couronne de boutons de roses : elle était gentille à ravir! L'enfant riait, sautait de se voir si belle et dans l'attente d'embrasser sa bonne-maman.

Pendant que la mère s'habillait, la petite fille descendit furtivement dans la cour de l'hôtel et se mit à sauter à la corde avec une autre enfant. Sur ces entrefaites, une grosse voiture, chargée de bois, entra dans la cour; la petite fille, en voulant se garer, s'embarrassa les pieds dans sa corde et tomba à la renverse : la roue de la voiture lui broya la tête.... Les cris de vingt personnes présentes se confondirent en un seul cri, à cet épouvantable accident . . . .
. . . .

La mère ayant terminé sa toilette, appela plusieurs fois son enfant; ne la voyant pas venir, elle envoya sa bonne pour la ramener. La bonne apercevant dans la cour un groupe de personnes, l'effroi peint sur le visage, s'approcha pour savoir ce qui se passait. Que voit-elle?.... la petide fille gisant à terre, toute ensanglantée.... Effrayée à cette vue, elle n'osa retourner vers sa maîtresse.

Impatientée de ne voir revenir ni la bonne, ni l'enfant, la mère appela de nouveau, et ne recevant point de réponse, descendit pour s'informer des motifs de ce retard? Le concierge et plusieurs personnes l'ayant aperçue, s'avancèrent vers elle et l'entourèrent, afin de lui cacher son malheur. La mère pressentant quelque chose de sinistre, s'arracha de leurs mains, et fendit le groupe qui entourait la jeune victime. Soudain! un cri déchirant sortit de sa gorge!... ses genoux faiblirent, elle r'ouvrit les yeux, jetant autour d'elle des regards effarés. — Où suis-je? dit-elle d'une voix tremblante. — Que me voulez-vous? je ne vous connais pas... Qu'avez-vous fait de ma fille?... Ah! la voici... voyez comme elle est gracieuse et gentille?... viens, viens vite, mon petit ange; ta grand' mère nous attend.... oh! la petite joueuse, elle ne vient pas... Avancez, cocher! ouvrez la portière; nous allons partir... A ces mots prononcés d'une voix étrange, ses yeux tout grands ouverts gardaient une effrayante fixité; bientôt ses traits se contractèrent et ses dernières parole furent suivies d'un éclat de rire convulsif.... La malheureuse était folle. . . . .

Pour les natures sensibles, pour les êtres à cœur tendre, à nobles sentiments, il est des douleurs qui laissent dans l'âme des empreintes indélébiles. On peut perdre sa fortune et, avec elle, ses amis; la mort peut vous enlever les personnes qui vous sont chères; on peut être trompé, volé, incendié, maltraité, perdre un membre, ou éprou-

ver d'autres accidents pareils, sans que l'âme soit
irrémédiablement atteinte ; les douleurs produites
par ces accidents sont guérissables ; le temps et la
volonté en viennent à bout. Mais, lorsqu'on est
blessé dans son honneur, dans ses affections les
plus intimes, c'est tout autre chose : les plaies
faites par les armes empoisonnées des infâmes ne
se cicatrisent point, elles sont incurables.... Le
temps qui use et dévore tout, n'a point d'action
sur elles. Semblables au feu caché sous la cendre,
ces douleurs consument lentement le cœur qui
les recèle ; elles font souffrir jusqu'au dernier
jour....

Ainsi, la femme adorée qui parjure sa foi, fait
à son époux une blessure mortelle. — Cette jeune
fille, l'idole et la joie de son vieux père, belle
comme un beau jour, chaste comme un ange ; cette
jeune vierge qu'un vil suborneur attire dans ses
filets et souille de son contact impur.... hélas !
pour ce malheureux père qui voit s'évanouir ses
plus chères espérances et le dernier rêve de sa
vie, quelle immense douleur !!! Non, ces dou-
leurs-là ne s'effacent jamais ; la tombe même
aura-t-elle le pouvoir de les éteindre ?.... L'âme
ne les emportera-t-elle point avec elle ?....

Il est encore d'autres douleurs également incurables, mais qui diffèrent des précédentes, par
leurs symptômes et les émotions qu'elles font
naître. Le genre des douleurs du précédent pa-
ragraphe cause une irritabilité continuelle du
système nerveux, tandis que dans celles causées

par les sacrifices et le dévouement, les souffrances
minent sourdement l'individu, sans d'autre manifestation extérieure qu'une morne tristesse et
une froide indifférence pour tous les excitants de
la vie. C'est particulièrement chez les femmes
qu'on rencontre cet état de prostration physique
et de résignation ; elles se sentent mourir lentement sans jamais se plaindre, et, parfois même,
un languissant sourire vient errer sur leurs lèvres
décolorées. — Les femmes de cœur trompées,
abusées, délaissées, désillusionnées, et celles qui,
ayant perdu ce qu'elles avaient de plus cher au
monde, *leur chaste et premier amour*, concentrent
toutes leurs facultés sur ce pieux souvenir ; sou-
tenues par la croyance d'une vie future, elles en-
visagent la mort comme le seul moyen d'aller
rejoindre l'objet tant regretté.

Les martyrs de l'amour chaste sont plus nombreux qu'on ne le pense généralement ; nous terminerons par le fait suivant :

Le jour qu'on est convenu de nommer le plus
beau jour de la vie avait lui pour deux fiancés
également dignes l'un de l'autre. Les deux famil-
les étaient en fête et de nombreux amis se ré-
jouissaient. — En descendant de voiture pour
aller signer le contrat de mariage, un affreux accident fit périr le fiancé, à côté de celle qui lui
avait donné sa main et son cœur... Pâle d'effroi, la
jeune fille tomba sur le sol presque inanimée....
— On s'empressa autour d'elle ; un médecin lui
prodigua ses secours et parvint à la rendre

à la vie, mais, hélas! pour la quitter bientôt...

Refusant toute consolation, insensible aux prières et aux larmes de ses parents, la malheureuse enfant, frappée à l'endroit le plus sensible de son être, fit vœu d'ensevelir sa jeunesse et son malheur sous les cloîtres d'un couvent. Elle prit le voile.... Ses parents lui dirent un dernier adieu.... et les grilles du couvent se fermèrent sur elle comme la dalle d'une tombe.

Trois mois s'étaient à peine écoulés, qu'on entendit, un soir, tinter la cloche des agonisants.... C'était pour la jeune fiancée qui rendait son dernier soupir....

Dans son livre de prières, remis à ses parents, d'après ses dernières volontés, on lut ces vers écrits de sa main :

L'âme étant immortelle,
Au céleste séjour
Je lui serai fidèle ;
Mon âme est mon amour.

FIN

TABLE DES MATIÈRES

CHAPITRE PREMIER

CHAPITRE II

CHAPITRE III

CHAPITRE IV

CHAPITRE V

CHAPITRE VI

CHAPITRE VII

CHAPITRE VIII

CHAPITRE XI

CHAPITRE X

CHAPITRE XI

CHAPITRE XII

CHAPITRE XIII

CHAPITRE XIV

CHAPITRE XV

CHAPITRE XVI

FIN DE LA TABLE DES MATIÈRES

Poissy. — Typ. S. Lejay et Cie.